全国中医药行业高等教育"十四五"创新教材

内科技能实训教程

（供中医学、中西医临床医学等专业用）

主　编　杨晓军　陈　鹏

全国百佳图书出版单位

中国中医药出版社

·北　京·

目 录

第一章　中医四诊技能 ▷▷▷▷

第一节　望　诊

望诊，是指医生通过视觉对人体的全身、局部及排出物等方面进行有目的的观察，以了解健康状况，并根据脏腑、经络等理论测知病情的方法。人体外部和五脏六腑关系密切，若人体五脏六腑的功能活动有变化，必然反映于人体外部的神、色、形、态等各方面。

五脏六腑和体表由十二经脉贯通在一起，又分别和全身的五体（皮毛、肉、脉、筋、骨）、五官（鼻、目、口、舌、耳）相配，即肺主皮毛，开窍于鼻；肝主筋，开窍于目；脾主肌肉，开窍于口；心主血脉，开窍于舌；肾主骨，开窍于耳。因此，观察体表和五官形态功能的变化征象，可推断五脏六腑的功能变化，同时还可了解全身精气的盈亏。精、气、神的变化主要表现在头部和双目，兼见于全身形态、语言气息、面部色泽乃至脉象、舌象等方面。精充、气足、神旺，是健康的征象；精亏、气虚、神耗，是疾病的表现和原因。因此，望诊不仅可以诊察五脏六腑的病变，还可了解人体精、气、神的动态变化情况。

望诊要求在诊察时，先对患者的全身情况（神、色、形、态等）进行观察。在对全身情况进行望诊的基础上，根据诊断和病情的需要，对患者的某些局部（如头面、五官、颈项、躯体、四肢、二阴、皮肤等）的情况及某些排出物（如痰、涎、涕、呕吐物、大小便等）的形、色、质、量进行观察。常规情况下，对每个患者的舌象都要重点观察。如果患者为 3 岁以下的婴幼儿，还要注意观察患儿食指络脉的情况。

一、全身望诊

（一）基本要求

1. 方法

（1）患者面向自然光线，取坐位或仰卧位。

（2）患者体态自然，充分暴露受检部位。

（3）遇到一些望诊内容在就诊时无法获取的情况时，可通过询问患者家属，或事后有条件时再观望获取。

2. 操作

（1）望神

①医生首先观察眼睛的明亮度，即目光是明亮有泽还是晦暗无光；其次观察眼球的运动度，即眼球运动是否灵活。具体操作：医生将食指竖立在患者眼前，让患者的眼睛随食指做上下左右移动。若患者的眼睛移动灵活，即为有神；若眼睛移动迟钝或不能移动，即为失神。

②观察患者的思维意识是否正常，有无神志不清或模糊、昏迷或昏厥等。精神状态是否正常，有无精神不振、萎靡、烦躁、错乱等。观察患者面部表情是丰富自然还是淡漠无情，有无痛苦、呆钝等表现。最后得出患者得神、少神、失神或假神等结论。

（2）望色：是指观察人体皮肤色泽变化以诊察病情的方法，又称"色诊"。色是颜色，即色调变化；泽是光泽，即明亮度。除了皮肤色泽之外，望色还包括对体表黏膜、排出物等颜色的观察，但在临证过程中望色的重点是面部皮肤的色泽。

（3）望形体：观察患者体型、体质、营养、发育状况，有无体胖、体瘦、虚弱等。重点观察体型、头型、颈项、肩部、胸廓。

（4）望姿态：观察患者行、立、坐、卧姿势有无异常改变，体位、步态、运动是否自如，有无蜷卧、躁动不安、强迫动作等。

①行态：要观察行走时是否以手护腰，行走之际有无突然停步以手护心或行走时身体震动不定的情况。

②立姿：要观察是端正直立还是弯腰屈背，有无站立不稳或不耐久站或扶物支撑的情况。

③坐形：要观察是坐而仰首还是坐而俯首，是端坐还是屈曲抱腹或抱头。

④卧姿：要观察卧时面部朝里还是朝外，仰卧还是俯卧，平卧、斜卧还是侧卧等。

异常动作要注意有无睑、唇、面、指（趾）的颤动，有无颈项强直、四肢抽搐、角弓反张的情况，有无猝然昏倒、不省人事、口眼㖞斜、半身不遂的情况，有无恶寒战栗、肢体软弱的情况，有无关节拘挛、屈伸不利。儿童还应注意有无挤眉眨眼、努嘴伸舌的情况。

3. 注意事项

（1）充分暴露，仔细观察：诊察时要充分暴露受检部位，以便完整、仔细地进行观察。

（2）静心凝神，排除杂念：望诊时医生应集中注意力，排除杂念，这样才能发现异常体征，捕捉到疾病的相关信息。望神的方法是"以神会神"，即是以医生之神去观察、体会患者之神。

（3）辨别真假，排除假象：望诊时医生应注意辨识假象。如假神与疾病好转的区别在于二者虽然都是以病情危重为前提，但假神出现多是在久病、重病治疗无效的前提下，突然出现个别现象的一时性好转，且与整体病情危重情况不一致。在对患者的面色、唇色进行望诊时一定要注意是患者本来的颜色还是化妆使然。因此，女性患者在进行面部和口唇的望诊时，一定要嘱其在卸妆的情况下进行。观察头发，应注意是真发还是假发，头发颜色是本色还是染色，观察头发色泽时还应注意是否刚上了发蜡、发油等。

（4）注意非疾病因素的影响：望诊时应注意排除各种体内外因素所致色泽的生理性改变（如饮酒、气温、情绪激动等），以及人为因素所致的改变（如染发、化妆等）。要注意色泽的变化与正常的色泽进行比较。

（二）望神

1. 得神

得神即有神，是精充、气足、神旺的表现。

（1）临床表现：神志清楚，语言清晰，目光明亮，精彩内含；面色荣润含蓄，表情丰富自然，反应灵敏，动作灵活，体态自如；呼吸平稳，肌肉不削。

（2）临床意义：提示精气充盛，体健神旺，为健康的表现，或虽病而精气未衰，病轻易治，预后良好。

2. 少神

少神又称神气不足，是指精气不足、神气不旺的表现，介于得神与失神之间。

（1）临床表现：精神不振，两目乏神，面色少华，肌肉松软，倦怠乏力，少气懒言，动作迟缓等。

（2）临床意义：提示正气不足，精气轻度损伤，脏腑功能减弱，常见于虚证患者，或病后恢复期者。

3. 失神

失神即无神，是精亏神衰或邪盛神乱的表现。

（1）精亏神衰

①临床表现：精神萎靡，意识模糊，反应迟钝，面色无华，晦暗暴露，目无光彩，眼球呆滞，呼吸微弱，或喘促无力，形销骨立，动作艰难等。

②临床意义：提示脏腑精气亏虚已极，正气大伤，功能活动衰竭，多见于慢性久病、重病者，预后不良。

（2）邪盛神乱

①临床表现：神昏谵语，躁扰不宁，循衣摸床，撮空理线；或猝然昏倒，双手握固，牙关紧闭等。

②临床意义：提示邪气亢盛，热扰神明，邪陷心包；或肝风夹痰，蒙蔽清窍，阻闭经络。多见于急性病者，亦属病重。

4. 假神

假神是指久病、重病者，精气本已极度衰竭，而突然出现某些神气暂时"好转"的虚假表现，是脏腑精气极度衰竭的表现。

（1）临床表现：如久病、重病者，本已神昏或精神极度萎靡，突然神识清楚，想见亲人，言语不休，但精神烦躁不安；或原本目无光彩，突然目光转亮，但却浮光外露，目睛直视；或久病面色晦暗无华，突然两颧泛红如妆等；或原本身体沉重难移，忽思起床活动，但并不能自己转动；或久病脾胃功能衰竭，本无食欲，而突然欲进饮食等。

（2）临床意义：提示脏腑精气耗竭殆尽，正气将绝，阴不敛阳，虚阳外越，阴阳即将离决，属病危。常见于临终之前，为死亡的预兆，故古人比喻为回光返照、残灯复明。

5. 神乱

神乱是指神志错乱失常。临床常表现为焦虑恐惧、狂躁不安、淡漠痴呆和猝然昏倒等，多见于癫、狂、痴、痫、脏躁等患者。

（1）焦虑恐惧：是指患者时时恐惧、焦虑不安、心悸气促、不敢独处的症状。多由心胆气虚、心神失养所致，常见于卑慄、脏躁等患者。

（2）狂躁不安：是指毫无理智、狂躁不安、胡言乱语、少寐多梦，甚者打人毁物、不避亲疏的症状。多由痰火扰乱心神所致，常见于狂病等。

（3）淡漠痴呆：是指表情淡漠、神识痴呆、喃喃自语、哭笑无常、悲观失望的症状。多由痰浊蒙蔽心神，或先天禀赋不足所致，常见于癫病、痴呆等。

（4）猝然昏倒：是指突然昏倒、口吐白沫、目睛上视、四肢抽搐、移时苏醒、醒后如常的症状。多由于脏气失调，肝风夹痰上逆，蒙蔽清窍所致，属痫病。

（三）望色

望色要重点观察患者面部肌肤所属色调（青、赤、黄、白、黑）及光泽（荣润含蓄或晦暗枯槁）的情况，以区分常色与病色。必要时结合其他内容进一步区分常色中的主色与客色，以及病色中的善色与恶色等。

在观望整体面色的基础上，可根据具体情况对患者面部不同部位（如额部、鼻部、左右颊部、左右颧部、下颌部等）的色泽进行重点观望，为判断疾病的部位提供依据。

1. 面部脏腑分候

中医学认为，面部不同区域分候不同脏腑，通过观察面部不同部位的色泽变化，可以诊察相应脏腑的病变。具体脏腑分候方法有两种。

（1）《灵枢·五色》分候法：即将面部不同部位分别命名，鼻称明堂，眉间称阙，额称庭或颜，颊侧称藩，耳门为蔽。然后再将上述不同部位分候五脏，即庭候首面，阙上候咽喉，阙中（印堂）候肺，阙下（下极、山根）候心，下极之下（年寿）候肝，肝部左右候胆，肝下（准头）候脾，方上（脾两旁）候胃，中央（颧下）候大肠，夹大肠候肾，明堂（鼻端）以上候小肠，明堂以下候膀胱、子处（图1-1）。

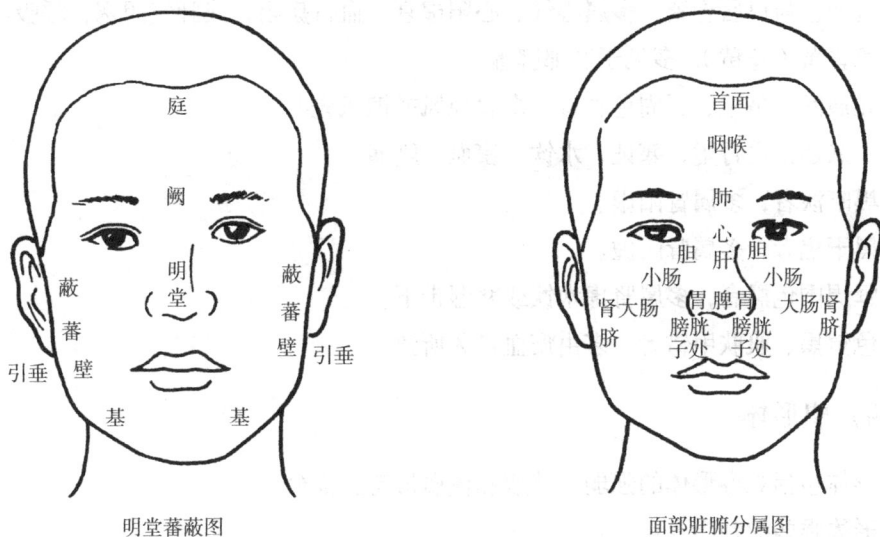

明堂蕃蔽图　　　　　　　　面部脏腑分属图

图1-1 《灵枢·五色》面部分候脏腑

（2）《素问·刺热》分候法：左颊候肝，右颊候肺，额候心，颏候肾，鼻候脾。

2. 五色主病的临床表现及其意义

病色大致可分为赤、白、黄、青、黑五种，分别见于不同脏腑和不同性质的疾病。

（1）**赤色**：主热证，亦可见于戴阳证。

满面通红者，多属外感发热，或脏腑火热炽盛的实热证。

两颧潮红者，多属阴虚阳亢的虚热证。

久病、重病面色苍白，却颧颊部嫩红如妆，游移不定者，属戴阳证，是脏腑精气衰竭殆尽，阴阳虚极，阴不敛阳，虚阳浮越所致，属病重。

（2）**白色**：主虚证（包括血虚、气虚、阳虚）、寒证、失血证。

面色淡白无华，舌、唇色淡者，多属血虚证或失血证。

面色㿠白者，多属阳虚证；面色㿠白而虚浮者，多属阳虚水泛。

面色苍白（白中透青）者，多属阳气暴脱之亡阳证；或阴寒凝滞，血行不畅之实寒证；或大失血之人。

（3）**黄色**：主虚证、湿证。

面色淡黄，枯槁无华，称为萎黄，常见于脾胃气虚、气血不足者。

面黄虚浮，称为黄胖，多是脾气虚衰、湿邪内阻所致。

若面目一身俱黄，称为黄疸，黄而鲜明如橘子色者，属阳黄，为湿热熏蒸之故；黄而晦暗如烟熏者，属阴黄，为寒湿郁阻之故。

（4）青色：主寒证、气滞、血瘀、疼痛和惊风。

面色淡青或青黑者，属寒盛、痛剧。

突然面色青灰，口唇青紫，肢凉脉微，多为心阳暴脱、心血瘀阻之象。

久病面色与口唇青紫，多属心气、心阳虚衰，血行瘀阻，或肺气闭塞，呼吸不利。

面色青黄（苍黄），多见于肝郁脾虚。

小儿眉间、鼻柱、唇周色青者，多属惊风或惊风先兆。

（5）黑色：主肾虚、寒证、水饮、瘀血、剧痛。

面黑暗淡者，多属肾阳虚。

面黑干焦者，多属肾阴虚。

眼眶周围色黑者，多属肾虚水饮或寒湿带下。

面色黧黑、肌肤甲错者，多由瘀血日久所致。

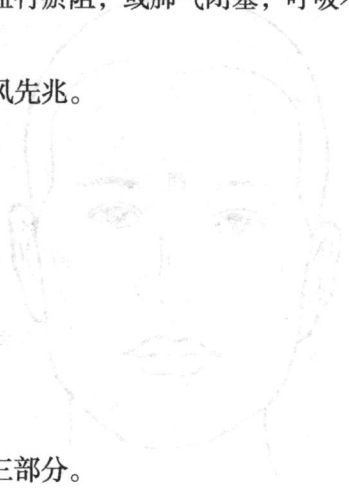

（四）望形体

望形体包括观察形体的强弱、胖瘦和体质形态三部分。

1. 形体强弱的判断要点

皮肤是润泽还是枯槁，肌肉是结实还是瘦削，骨骼是粗大还是细小，胸廓是宽厚还是狭窄。

2. 形体胖瘦的判断标准

男子 BMI > 25 为肥胖，BMI < 20 为消瘦；女子 BMI > 24 为肥胖，BMI < 19 为消瘦。［BMI（国际通用身体质量指数）= 体重（kg）/ 身高（m）的平方］

（1）体胖：是指身体质量指数超过正常者。

体胖能食，为形气有余。

体胖食少，为形盛气虚，是阳气不足、痰湿内盛的表现。

（2）消瘦：是指身体质量指数小于正常者。

体瘦食多，属中焦有火；体瘦食少，属中气虚弱。

体瘦颧红，皮肤干枯，多属阴血不足，内有虚火。

久病、重病卧床不起，骨瘦如柴者，为脏腑精气衰竭，气液干涸，属病危。

3. 体质形态的观察要点

体型：矮胖、瘦长还是适中。

头型：偏圆、偏长还是居中。

颈项：粗短、细长还是适中。

肩部：宽大、窄小还是居中。

胸廓：宽厚、薄平还是适中。

姿势：后仰、前屈还是挺直。

通过上述观察，再结合询问患者平素的寒热喜恶、大便溏结情况，就可对患者的体质形态进行判断。

（五）望姿态

望姿态以动静、强弱、仰俯、伸屈为要点，观察患者自然状态下的动静姿态；观察患者患病后被迫出现的一些特殊姿态，注意姿态变化与病情变化间的关系；观察患者患病后出现的一些异常动作（如半身不遂、四肢抽搐、肌肉软弱、行走困难等）。

1. 坐形

坐而喜仰，但坐不得卧，卧则气逆，多为咳喘肺胀，或水饮停于胸腹等所致肺实气逆。

坐而喜俯，少气懒言，多属体弱气虚。

但卧不得坐，坐则神疲或昏眩，多为气血俱虚，或夺气脱血，或肝阳化风。

坐时常以手抱头，头倾不能昂，凝神直视，为精神衰败。

2. 卧姿

卧时常向外，躁动不安，身轻能自转侧，多为阳证、热证、实证。

卧时喜向里，喜静懒动，身重不能转侧，多为阴证、寒证、虚证。

蜷卧缩足，喜加衣被者，多为虚寒证；仰卧伸足，掀去衣被者，多属实热证。

咳逆倚息不得卧，卧则气逆，多为肺气壅滞，或心阳不足，水气凌心，或肺有伏饮。

3. 立姿

站立不稳，伴见眩晕者，多属肝风内动，或脑有病变。

不耐久站，站立时常欲倚靠他物支撑，多属气虚血衰。若以两手护腹，俯身前倾者，多为腹痛之征。

4. 行态

以手护腰，弯腰曲背，行动艰难，多为腰腿痛。

行走之际，突然止步不前，以手护心，多为脘腹痛或心痛。

行走时身体震动不定，为肝风内动。

5. 异常动作

患者睑、面、唇、指（趾）不时颤动者，在外感热病中，多是动风预兆；在内伤杂病中，多是气血不足，筋脉失养，虚风内动。

四肢抽搐或拘挛，项背强直，角弓反张，常见于小儿惊风、痫病、破伤风、子痫、马钱子中毒等。

猝然昏倒，不省人事，口眼㖞斜，半身不遂者，属中风病。猝倒神昏，口吐涎沫，四肢抽搐，醒后如常者，属痫病。

恶寒战栗（寒战），见于疟疾发作，或伤寒、温病邪正剧争欲作战汗之时。

肢体软弱无力，行动不灵而无痛，是痿病。关节拘挛，屈伸不利，多属痹病。

儿童手足伸屈扭转，挤眉眨眼，努嘴伸舌，状似舞蹈，不能自制，多由气血不足，风湿内侵所致。

二、局部望诊

（一）望头面

望头面包括望头颅、囟门、头发和面部。观望头颅的大小及形状，以辨别是否存在头颅过大、过小及方颅等。观望小儿囟门的形状，以判断是否存在囟陷、囟填及囟门迟闭等；观望头发的色泽、形质、多少等情况，以判断是否出现发白、发黄、发稀疏及脱发等。观察面部及五官是否对称，表情是否自然，以及有无肿胀等，以判断是否存在口眼㖞斜、肌肉抽动、腮部肿大、颜面水肿，以及惊恐貌、苦笑貌等特殊面部表情。观察头部的动态是否自然，以判断有无头摇、头颤等。

1. 头颅

重点了解其大小和形状。其大小是以头部通过眉间和枕骨粗隆的横向周长来衡量的。一般新生儿为 34cm，半岁儿童为 42cm，1 岁儿童为 45cm，2 岁儿童为 47cm，3 岁儿童为 48.5cm。18 岁以后，头围可达 53cm 以上，并基本确定不再变化。明显超过正常范围者为头颅过大，反之为头颅过小。

2. 囟门

重在观察前囟有无凸起（小儿哭泣时除外）、凹陷或迟闭的情况。前囟位于头顶前部中央，呈菱形，在出生后 12 ～ 18 个月闭合。

3. 头发

主要观察头发颜色、疏密、光泽及有无脱落等情况，其中光泽是头发望诊的重点。

4. 面部

有无面肿、腮肿、面削颧耸或口眼㖞斜，有无特殊面容，如惊恐貌、苦笑貌等。

（二）望五官

望五官包括望目、耳、鼻、口、唇、牙齿、牙龈和咽喉。

1. 望目

（1）目色：观察目眶周围的肤色有无发黑、发青等，白睛的颜色有无变红、黄染、蓝斑、出血等，目内外眦脉络的颜色有无变浅及变红等，眼睑结膜的颜色是否变浅或变红。

（2）目形：观察眼睑是否浮肿、下垂，有无针眼、眼丹；眼窝有无凹陷，眼球有无突出等。

（3）目态：观察眼睑的闭合、睁开是否自如、到位，有无眼睑的拘挛，有无昏睡露睛等；眼球是否可灵活转动，有无瞪目直视、戴眼、横目斜视等；两眼的瞳孔是否等大等圆，对光反射是否存在，以及有无瞳孔缩小、瞳孔散大等。

2. 望耳

（1）耳廓：观望耳廓的色泽、大小、厚薄等，以辨别是否出现耳轮淡白、青黑及红肿、干枯焦黑、甲错等。对于发热小儿，观察其耳背有无红络出现，以辨别是否麻疹将出。

（2）耳道：观望耳道内有无分泌物、耳痔、耳疖及异物等。

3. 望鼻

观察鼻部的色泽、形状及动态等，以辨别是否出现鼻部红肿或生疮、酒渣鼻、鼻部色青及鼻翼扇动等。

观察鼻道内有无分泌物及其质地、颜色等。

4. 望口与唇

观察口唇的颜色、形状、润燥及动态的情况，以辨别口唇的色泽是否有淡白、深红、青紫等改变，口唇是否出现肿胀、干裂、渗血、脱皮、水疱、糜烂、结痂等，口角有无流涎，口开合是否自如，以及有无口噤、口撮、口僻、口振、口动、口张等。

观察口腔内有无破溃、出血及黄白腐点等，以辨别有无口疮、鹅口疮及糜烂等。

5. 望齿与龈

（1）牙齿：观察牙齿的形质、润燥及动态，以辨别是否存在牙齿干燥、牙齿稀疏松动、齿根外露及牙关紧闭等。

（2）牙龈：观察牙龈的色泽、形质等，以辨别是否存在牙龈色淡、红肿、溢脓、出血及黑线、萎缩等。

6. 望咽喉

观察咽喉部的色泽、外形等，以辨别咽喉部色泽有无加深变红、出现伪膜，喉核有无肥大、红肿、溃烂及脓液。如有伪膜应观察其颜色、形状、分布范围及擦除的难易程度。

（三）望躯体

望躯体包括望颈项、胸胁、腹部、腰背。

1. 望颈项

观察颈项部位是否对称，活动是否自如，生理曲度是否正常，有无平直或局限性后凸、侧弯、扭转等畸形，局部肌肉有无痉挛或短缩，有无项强及项软等。

观察颈项部是否有包块，并结合按诊辨别是否存在瘿瘤、瘰疬、外伤及颈脉搏动、颈脉怒张等。

2. 望胸胁

（1）胸廓形态：观察胸廓形态是否正常、对称，注意有无桶状胸、扁平胸、鸡胸、漏斗胸、肋如串珠等。

（2）呼吸：观察胸式呼吸是否均匀，节律是否规整，胸廓起伏是否左右对称、均匀协调，吸气时肋间隙及锁骨上窝有无凹陷等。

（3）乳房：观察两侧乳房、乳头的大小、形状、位置、对称性、皮肤及乳晕颜色，有无凹陷，有无异常泌乳及分泌物。男性有无乳腺增生等。

3. 望腹部

观察腹部是否平坦，注意有无胀大、凹陷及局部膨隆。观察腹式呼吸是否存在或有无异常，观察腹壁有无青筋暴露、怒张及突起等。

4. 望腰背

观察腰背部两侧是否对称，脊柱是否居中，注意颈、胸、腰、骶段之生理曲度是否正常，注意有无脊柱侧弯、龟背或驼背、"背曲肩随"及脊疳等。观察腰部活动是否自如，有无局部的拘挛、活动受限等。

（四）望四肢

1. 望手足

注意观察肢体有无萎缩、肿胀的情况，四肢各个关节有无肿大、变形，小腿有无青筋暴露，下肢有无畸形；观察患者肢体有无运动不灵，手足有无颤动、蠕动、拘急及抽搐的情况，高热神昏的患者还应观察其有无扬手踯足的情况，对于病重神昏的患者，还应注意观察有无循衣摸床或撮空理线等异常动作。

2. 望手掌

注意观察手掌的厚薄、润燥，以及有无脱屑、水疱、皲裂的情况。

3. 望鱼际

观察患者鱼际（大指本节后丰满处）是丰满还是瘦削，颜色有无发青、红赤等情况。

4. 望指趾

观察手指有无挛急、变形，脚趾皮肤有无变黑、溃烂，趾节有无脱落。注意爪甲颜色是粉红（正常）还是淡白、鲜红、深红、青紫或紫黑。

另外，为了观察气血运行是否流畅，医生可用拇指、食指按压患者手指爪甲，并随即放手，观察其甲色变化情况及速度。若按之色白，放手即红，说明气血流畅，其病较轻；反之，若按之色白，放之不即红者为气血不畅之象，病情较重。

（五）望二阴

1. 望前阴

观察男性的阴茎、阴囊和睾丸有无肿胀、内缩及其他异常的形色改变。观察女性的外阴部有无肿胀、溃疡、肿瘤、畸形及分泌物等。

2. 望后阴

观察肛门及其周围有无肿物、脱出物及红肿、分泌物等，注意有无肛痈、肛裂、痔瘘、脱肛等。

（六）望皮肤

观察皮肤的色泽、润燥、形质等，注意有无肌肤颜色的异常，是否出现肌肤干燥、甲错，以及有无斑、疹、水疱、疮疡等。

（七）望排出物

观察患者的痰、涎、涕、唾、月经、带下、大便、小便、呕吐物等分泌物、排泄物、病理产物的形、色、质、量等。望排出物总的规律是色白质稀者属虚寒，色黄质稠者属实热。

三、望小儿食指络脉

望小儿食指络脉的对象为 3 岁以内小儿，部位在食指掌侧前缘部的浅表络脉。

正常小儿食指络脉的表现：浅红微黄，隐现于风关之内，既不明显浮露，也不超出风关。其形态多为斜行，单支，粗细适中。指纹的长短与年龄有关，1 岁以内的最长，随年龄增长而缩短。

（一）操作方法

让家长抱小儿于光线明亮处，医生用左手拇指和食指握住小儿食指末端，以右手拇指在小儿食指掌侧前缘从指尖向指根部推擦数次，即从命关向气关、风关直推，络脉越推越明显，直至医生可以看清络脉为止。注意用力要适中，以络脉可以显见为宜。病重患儿，络脉十分显著，不推即可观察。

（二）观察内容

观察络脉显现部位的浅深（浮沉）及所在食指的位置，络脉的形状（络脉支数的多少、络脉的粗细等）、色泽（红、紫、青、黑）及淡滞（浅淡、浓滞）。

风关（又名寅关）即食指的第三指节（近端指节，即掌指横纹至第二节横纹之间）；

气关（又名卯关）即食指的第二指节（中间指节，即第二节横纹至第三节横纹之间）；命关（又名辰关）即食指的第一指节（远端指节，即第三节横纹至指端）（图1-2）。

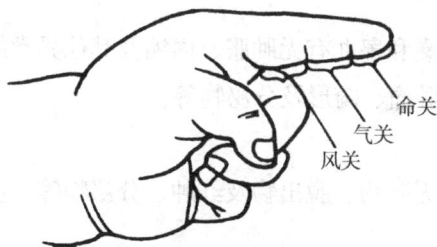

图1-2　小儿指纹三关

（三）注意事项

1. 注意小儿卧位时，如果侧卧则下面手臂受压，或上臂扭转，或手臂过高、过低，与心脏不在一个水平面时，都可以影响气血运行，使指纹色泽形态失真。

2. 医生诊察所用手指或小儿指纹局部有皮肤病变时，则不宜用该侧进行望小儿食指络脉操作。

3. 医生应严格按照望小儿食指络脉的方法进行操作。推指时切不可从风关推向命关，用力不可过大或过轻。

4. 重视个体差异，体质有强弱、胖瘦之别，反映在指纹上也各有不同，应综合考虑。

5. 诊病时小儿易哭闹，而使诊察结果失真，应注意使小儿保持安静。

6. 结合四时分析。四时对人体的生理病理活动有重要影响，望小儿食指络脉也不例外。要排除情志干扰。

7. 注重与证合参，注意食指络脉色泽形态变化与患儿临床表现之间的内在联系。

8. 医生在望小儿食指络脉时面部表情宜和蔼可亲，或使用玩具，以免由于小儿对医生有恐惧感及陌生感而出现紧张或哭闹现象，对诊察产生影响。

（四）异常小儿食指络脉

对异常小儿食指络脉的观察，应注意其沉浮、颜色、长短、形状4个方面的变化。

1. 常见异常小儿食指络脉的特征及临床意义（表1-1）

表1-1　常见异常小儿食指络脉的特征及临床意义

特征		临床意义
浮沉	浮显	病在表，多见于外感表证
	沉稳	主病在里，多见于脏腑病变

特征		临床意义
颜色	鲜红	属外感表证
	紫红	为里热证
	青色	主惊，主风，主痛
	紫黑	为血络瘀闭，病情危重
	淡白	为虚证
长短	显于风关	表明邪气初起，邪浅病轻，可见于外感初起
	达于气关	其色较深，为邪气渐深，病情渐重
	达于命关	其色更深，为邪入脏腑，病情严重
	透关射甲	其色紫黑，多病情凶险，预后不良
形状	指纹增粗	其分支显见，多属实证、热证
	指纹变细	其分支不显，多属虚证、寒证

2. 复合异常小儿食指络脉的特征及其临床意义（表1–2）

表1–2 复合异常小儿食指络脉的特征及其临床意义

特征	临床意义
浮显，色鲜红，显于风关，指纹增粗	主外感表证，属实证，为病初起，邪浅病轻
沉隐，色紫红，达于气关，指纹增粗	主里热证，属实证，为邪气渐深，病情渐重
沉隐，青色，达于气关，指纹变细	主里寒证，主惊风，病情较重
沉隐，色紫黑，达于命关，指纹变细，分支不显	主血瘀，病情严重；若透关射甲，为血络瘀闭，多病情凶险，预后不良
沉隐，淡白，达于命关，指纹变细，分支不显	主虚证、寒证，病在里，病情较重

3. 三关的意义

根据小儿食指络脉显现的部位判别疾病的轻重。达于风关属病轻，达于气关属病重，达于命关属病危。若达于指端，称"透关射甲"，病属凶险，预后不佳。

四、舌诊

（一）望舌方法

1. 操作方法

（1）望舌时，医生的姿势可略高于患者，保证视野平面略高于患者的舌面，以便俯视舌面。

（2）望舌时注意光线必须直接照射于舌面，使舌面明亮，以便于正确进行观察。

（3）望舌一般应当按照基本顺序进行：先察舌质，再察舌苔。察舌质时先查舌色，次察舌形，再察舌态。察舌苔时，先察苔色，次察苔质，再察舌苔分布。对舌分部观察时先看舌尖，再看舌中、舌边，最后观察舌根部。

（4）望舌时做到迅速敏捷，全面准确，时间不可太长。若一次望舌判断不准确，可让患者休息 3～5 分钟后重新望舌。

（5）对患者不符合要求的伸舌姿势，医生应予以纠正。如伸舌时过分用力；患者伸舌时，用牙齿刮舌面；伸舌时，口未充分张开，只露出舌尖；舌体伸出时舌边、尖上卷，或舌肌紧缩，或舌体上翘，或左右歪斜等，影响舌面充分暴露。

（6）当舌苔过厚，或者出现与病情不相符的苔质、苔色，为了确定其有根、无根，或是否染苔等，可结合揩舌或刮舌方法，也可直接询问患者在望舌前的饮食、服用药物等情况，以便正确判断。

①揩舌：医生用消毒纱布缠绕右手食指两圈，蘸少许清洁水，力量适中，从舌根向舌尖揩抹 3～5 次。

②刮舌：医生用消毒的压舌板边缘，以适中的力量，在舌面上从舌根向舌尖刮3～5 次。

（7）望舌过程中还可穿插对舌部味觉、感觉等情况的询问，以便全面掌握舌诊资料。

（8）观察舌下络脉时，应按照下述方法进行。

①嘱患者尽量张口，舌尖向上腭方向翘起并轻轻抵于上腭，舌体自然放松，勿用力太过，使舌下络脉充分暴露，便于观察。

②首先观察舌系带两侧大络脉的颜色、长短、粗细，有无怒张、弯曲等异常改变，然后观察周围细小络脉的颜色和形态有无异常。

2. 注意事项

（1）舌象的生理差异

①年龄因素：儿童阴阳稚嫩，脾胃尚弱，生长发育很快，往往处于代谢旺盛而营养相对不足的状态，舌质纹理多细腻而淡嫩，舌苔偏少易剥落；老年人精气渐衰，脏腑功能渐弱，气血运行迟缓，舌色较暗红。

②个体因素：由于体质禀赋的差异，舌象可有不同。例如，先天性裂纹舌、齿痕舌、地图舌等；肥胖之人的舌多偏胖，形体偏瘦者的舌多略瘦。这些情况下的舌象虽见异常，但一般无临床意义。

③性别因素：性别不同，舌象一般无明显差异，但女性在经前期可以出现蕈状乳头充血而舌质偏红，或舌尖部的点刺增大，月经过后可恢复正常，属生理现象。

（2）饮食或药物等因素影响：如进食后舌苔可由厚变薄，饮水可使舌苔由燥变润，饮酒或食入辛热之品可使舌色变红或绛，食绿色蔬菜可染绿苔等。应用肾上腺皮质激素、甲状腺激素，可使舌质较红；黄连、核黄素可使舌苔染黄；服用大量镇静剂后舌苔可厚腻；长期服用抗生素，舌苔可见黑腻或霉腐等。

（3）季节因素影响：夏季暑湿盛而苔易厚、易呈淡黄色；秋季燥盛，舌苔多略干燥；冬季严寒，则舌常湿润。

此外，牙齿残缺、镶牙、睡觉时张口呼吸、长期吸烟等因素也可致舌象异常，应当注意结合问诊或刮舌、揩舌的方法予以鉴别。

（二）望舌的内容

望舌的基本内容包括望舌质和望舌苔两大部分，其中望舌质分为望舌神、望舌色、望舌形、望舌态4个方面；望舌苔分为望苔色与望苔质2个方面。

1. 正常舌象的特征与临床意义

正常舌象的特征：舌质淡红、鲜明、润泽；舌体大小适中，柔软而运动灵活；舌苔均匀、薄白而干湿适中，简称为"淡红舌，薄白苔"。

临床意义：心气旺盛，胃气充足，气血运行正常，为气血调和的征象。

2. 异常舌象的特征与临床意义

（1）望舌质（表1-3）

表1-3　不同舌质的特征及临床意义

类别	名称	特征	临床意义
舌神	荣舌（有神舌）	舌色红润，鲜明光泽，运动自如	见于健康之人或初病轻浅，预后良好者
	枯舌（无神舌）	舌色晦暗，活动呆滞	气血阴阳皆衰，生机已微，预后较差
舌色	淡红舌	舌色淡红润泽	见于健康之人；或外感初起，病情轻浅，气血内脏未伤
	淡白舌	舌色较正常舌淡	主虚证、寒证或气血两亏
		若舌全无血色则称枯白舌	为夺气脱血
	红舌	较淡红舌色深，甚者呈鲜红	主热证
	绛舌	较红舌色更深	热入营血或阴虚火旺，或血行不畅
	青紫舌	全舌色呈紫暗，或绛紫，或青紫，或舌的局部呈现青紫色的斑、点	轻者气血运行不畅，重者瘀血阻滞

类别	名称	特征	临床意义
舌形	老舌	舌质纹理粗糙，形色坚敛苍老	主实证
	嫩舌	舌体浮胖娇嫩，纹理细腻，舌色浅淡	主虚证
	胖大舌	较正常舌体大而厚，甚者伸舌满口	主水湿痰饮证
	肿胀舌	舌体红肿而大，盈口满嘴，甚者不能闭口，不能缩回	主热郁、中毒
	薄瘦舌	舌体瘦小而薄	主气血两虚，阴虚火旺
	点、刺舌	点指鼓起于舌面的红色、白色或黑色星点；刺指舌面上的软刺高起，突出舌面，形成芒刺，摸之棘手	主热盛
	裂纹舌	舌面上有深浅不一、形态各异的沟裂	主阴血亏虚
舌态	强硬舌	舌体不柔，运动不灵	热入心包；高热伤津；痰浊内阻；中风或中风先兆
	痿软舌	舌体软弱，屈伸无力	气血俱虚；阴亏津伤
	颤动舌	舌体震颤抖动，不能自主	肝风内动
	歪斜舌	舌体偏于一侧	中风或中风先兆
	吐弄舌	舌伸出口外，不即回缩，为吐舌反复微吐即缩，或吐出后掉动不停，舐口唇四周，为弄舌	心、脾二经有热。吐舌或为疫毒攻心，或为正气已绝；弄舌或为动风先兆，或为小儿智力不全
	短缩舌	舌体紧缩，不能伸长	寒凝，痰阻，津伤，阴血亏虚
	舌纵	舌伸长于口外，内收困难	为实热内踞，痰火扰心，气虚之证
	舌麻痹	舌体麻木，运动不灵	气血虚，肝风内动，或风气夹痰，阻滞舌络

（2）望舌下络脉（表1-4）

表1-4 舌下络脉的特征及临床意义

内容	特征	临床意义
正常络脉	舌下络脉根部稍粗，末端渐细，呈淡紫色，少有迂曲	气血充盈，运行正常
异常络脉	舌下络脉短细，周围小络脉不显	多属气血虚
	舌下络脉粗胀，呈青紫或紫黑或迂曲，形如珠子	多为瘀血之征
	舌下络脉色紫粗胀，弯曲柔软，或周围有结节，色不深	多是气滞血瘀
	舌下络脉色青或淡紫，脉形直而紧束者	为寒凝血瘀或阳虚气血不畅
	舌底瘀丝，色青或紫，在脉络之间有紫色瘀点	提示血瘀证早期及郁证

（3）望舌苔（表1-5）

表1-5 舌苔的特征及临床意义

类别			特征	临床意义	
苔质	厚薄苔	薄苔	透过舌苔能隐隐见到舌质（称见底）	一般反映病位的深浅	病位浅，常见于外感表证，或内伤轻病
		厚苔	透过舌苔不能见到舌质（称不见底）		病位深，常见于内有痰饮、湿浊、食积等里证
	润燥苔	润苔	舌苔干湿适中	可了解津液的盛衰	津液未伤
		滑苔	舌苔津液过多，甚者伸舌欲滴		痰饮水湿内停
		燥苔	舌苔干燥少津		热盛伤津
		糙苔	舌质毫无水分，苔质粗糙，甚者燥裂		热盛津涸
	腻腐苔	腻苔	苔质颗粒细腻致密，揩之不去，刮之不脱，舌面如涂油腻状黏液	湿浊，痰饮，食积，湿热	
		腐苔	苔质颗粒疏松，粗大而厚，形如豆腐渣堆积舌面，揩之可去	食积胃肠，痰浊内蕴	
	剥落苔		舌苔全部或部分脱落	胃气大伤，胃阴枯竭，气血两虚	
	真假苔	真苔	舌苔坚敛着实，紧贴舌面，刮之难去，像从舌体长出来，也称有根苔	了解胃气阴的存亡	邪气较盛，胃气阴尚存，预后较好
		假苔	苔不着实，似浮涂舌上，刮之即去，不像从舌上生出来，称为无根苔		胃气阴衰败，预后不良
苔色	白苔		舌苔呈现白色	主表证、寒证	
	黄苔		舌苔呈现黄色	主里证、热证	
	灰苔		舌苔呈现浅黑色	主里证，常见于里热证，也见于寒湿证	
	黑苔		舌苔呈现黑色	主里证，或为热极，或为寒盛	

（4）危重舌象（表1-6）

表1-6 危重舌象的特征及临床意义

名称	特征	临床意义
猪腰舌	舌光绛而干如镜面，暗红似去膜之猪腰	胃气将绝，阴液耗竭之象
砂皮舌	舌面粗糙有刺，似鲨鱼皮，且干枯燥裂	津液枯竭之危象
干荔舌	舌敛缩如荔枝干肉，干红而无津	热极津枯重证
火柿舌	舌质晦暗，青紫而干，如猪肝色，或红如火柿色	为气血败坏之候

续表

名称	特征	临床意义
赭黑舌	舌色绛紫带黑	为肾将绝之候
雪花舌	舌起白苔如雪花片	为脾阳将绝之候
饭花舌	舌底干燥，苔白或黄，状如豆渣或碎饭粒	病多危重
强直舌	舌体强直，转动不灵，语言謇涩	病多难治
卷缩舌	舌卷短缩	为肝气将绝
质蓝苔黑舌	舌质由淡紫转蓝，舌苔由淡转灰黑	病多危重难治

第二节　闻　诊

　　闻诊是运用听觉和嗅觉的手段，通过诊察患者发出的声音和体内排泄物发出的各种气味来推断疾病的诊法。在临床上，闻诊同望诊、问诊、切诊相结合，才能全面系统地了解病情，对疾病作出正确判断。

　　闻诊的基本内容包括听声音和嗅气味。听声音包括听患者的语声、语言、呼吸、咳嗽、呕吐、呃逆、嗳气、太息、喷嚏、肠鸣等各种声响；嗅气味包括嗅患者身体发出的异常气味、排泄物及病室的气味。

　　医生与患者进行语言交流或进行体格检查时，对患者的声音和气味等进行自然地听、嗅。如遇患者有异常声音或气味但刻下无表现时，可通过询问患者及陪诊者而获取相关内容。

　　听声音的诊察对患者的体位姿态没有特殊要求，但最好能与患者保持合适的距离，以便于对患者声音的高低、强弱、清浊、缓急等变化进行诊察。嗅气味包括嗅患者身体的气味及其所住病房的气味，对患者身体某些隐蔽部位散发的异常气味进行诊察时，可要求患者给予适当配合，以免出现误诊、漏诊。

一、听声音

1. 语声

　　在与患者的交流对话中，应注意听患者发声的有无，声音的高低、强弱及清浊等，以判断患者有无喑哑、失音、语声重浊等（表1-7）。

表1-7 语声的特征及临床意义

病变语声	特征	临床意义
声重	语音沉闷而不清晰	外感风寒或痰湿阻滞
喑哑和失音	喑哑：发声嘶哑 失音：欲语无声	新病：外感风寒或风热，或痰浊壅滞，肺失宣降——金实不鸣
		久病：肺肾阴虚，虚火灼肺，津枯肺损——金破不鸣
		暴怒叫喊或持续宣讲——气阴耗伤，喉咙失润
	子喑：妊娠喑哑和失音	妊娠后期，胞胎阻碍脉气，肾精不能上荣（多为生理现象）
呻吟	病痛难忍，发出哼哼声	身有痛楚或胀满，注意结合"护处必痛"的姿态判断病痛部位
惊呼	突然发出的惊叫声	剧痛或惊恐

2. 语言（表1-8）

对于神志不清的患者，要注意听患者有无说话、说话的多少及其声音的高低等，以判断属于谵语或郑声。

对于神志清楚的患者，在与其进行语言交流中，要注意听辨患者的言辞表达与应答能力有无异常，吐字是否清晰流利，以及说话的多少、说话声音的高低等，以鉴别患者是否存在独语、错语、狂言、言謇及是否喜欢讲话等。

表1-8 病变语言的特征及临床意义

病变语言	特征	临床意义
谵语	神识不清，语无伦次，声高有力	热扰心神之实证
郑声	神识不清，语言重复，时断时续，语声低弱	心气大伤，精神散乱之虚证
独语	自言自语，喃喃不休，见人语止，首尾不续	心气不足失养；或气郁痰结，蒙蔽心窍
错语	语言错乱，语后自知，不能自主	心脾两虚失养；或痰瘀气滞，阻遏心神
狂言	狂躁妄言，语无伦次，精神错乱	情志不遂，气郁化火，痰火扰心
言謇	神志清楚，语不流利，吐词不清	风痰阻络

3. 呼吸、咳嗽（表1-9、表1-10）

在与患者进行语言交流或体格检查时，听辨患者气息出入的快慢、深浅、强弱、粗细及其他声音等，以鉴别患者是否存在喘、哮、短气、少气等异常表现。

对于有咳嗽的患者，要注意听辨其咳声的大小，是否具有重浊、沉闷、不扬、清脆等特征，是否属于阵发性痉挛性咳嗽及犬吠样咳嗽，有无痰声等。

可借助听诊器听取肺部呼吸音有无异常、有无啰音等。

表 1-9　呼吸异常的特征及临床意义

呼吸异常		特征	临床意义
喘		共同特征：呼吸困难，短促急迫，张口抬肩，鼻翼扇动，不能平卧	总属肺气上逆
		实喘：发作急骤，气粗声高息涌，以呼出为快，仰首目突，形体壮实，脉实有力	外邪袭肺，实热壅肺，痰饮阻肺，肺失宣降，气逆于上
		虚喘：发作徐缓，气怯声低息微，以长吸为快，动则喘甚，形体虚弱，脉虚无力	肺肾亏虚，摄纳无权，气浮于上
哮		呼吸喘促，喉间哮鸣，常反复发作，缠绵难愈	宿痰内伏，外邪引动，或感受外邪，肺气上逆所致
气短		呼吸短促，息促而不能接续，气急而不伴痰鸣	气虚或邪阻
少气		共同特征：呼吸微弱而声低，气少不足以息	总属诸虚劳损，体质虚弱
		虚证：气短息微，兼体瘦神疲、头晕乏力	肺气不足或元气大虚
		实证：气短息粗，兼胸部室闷、胸腹胀满	痰饮、气滞、瘀阻

表 1-10　咳嗽的特征及临床意义

特征	临床意义	总病机
咳声重浊，痰白清稀	外感风寒（寒咳）	肺失肃降，肺气上逆
咳声沉闷，痰多易咳	痰湿聚肺（痰咳）	
咳声不扬，痰稠色黄难咯	热邪犯肺（热咳）	
干咳无痰或少痰	燥邪犯肺或阴虚肺燥（燥咳）	
咳声低微	肺气不足（虚咳）	
咳声短促，连续不断，咳后有鸡鸣样回声（顿咳）	风邪与痰热搏结（百日咳）	
咳声如犬吠，伴语声嘶哑，吸气困难	肺肾阴虚，火毒攻喉（白喉）	

4. 呕吐、呃逆、嗳气、太息

有呕吐、呃逆、嗳气、太息等异常声响症状时，要注意听辨其声音的大小、出现的频率等。

5. 肠鸣

在进行体格检查时，应听辨肠鸣音的多少、强弱等，必要时可借助听诊器听腹部声音，辨别有无肠鸣音异常。

二、嗅气味

嗅气味是指嗅辨患者身体、排泄物与病室气味以诊察疾病的方法。异常气味的临床意义见表 1–11。

表 1–11 异常气味与临床意义

异常气味		临床意义
口气	口臭	口腔不洁、龋齿或消化不良
	口气臭秽	胃热
	口气酸臭	食滞胃肠
	口气腐臭	内有疮疡溃脓或牙疳病
汗气	汗气腥膻	风湿热邪久蕴皮肤
	汗气臭秽	瘟疫热毒内盛
	腋下汗气膻臊	湿热郁蒸（狐臭）
呕吐物	呕吐物清稀无气味	胃寒
	呕吐物酸臭而秽浊	胃热
	呕吐脓血，气味腥臭	肠痈
大便	臭秽难闻	肠有郁热
	溏泻而腥	脾胃虚寒
	臭如败卵，矢气酸臭	食积大肠
小便	臊臭，黄赤混浊	膀胱湿热
	散发苹果气味	消渴病
月经	经血臭秽	热证
	经血气腥	寒证
带下	臭秽黄稠	湿热
	腥臭清稀	寒湿
	奇臭而色杂	多为癌病
病室气味	臭气触人	瘟疫病
	病室尸臭气	脏腑衰败
	病室血腥气	失血证或术后
	病室腐臭气	溃腐疮疡
	病室尿臊气	水肿病晚期
	病室有烂苹果气味	消渴病晚期

三、闻诊注意事项

1. 注意正常声音的生理差异

（1）性别因素：男女性别不同，一般男性多声低而浊，女性多声高而清，属生理现象。

（2）年龄因素：儿童阴阳稚嫩，声尖清脆；老年人精气渐衰，脏腑功能渐弱，发声浑厚而低沉；青壮年气血充盛，脏腑功能较强，发声则洪亮清晰。

（3）情志因素：语声与情感变化密切相关，如喜时发声欢悦而和畅，怒时发声忿厉而急疾，悲哀时发声悲惨而断续，敬则发声正直而严肃，爱则发声温柔而和悦。

（4）禀赋因素：由于先天禀赋体质的差异，语声可有较大差别，如先天性声音嘶哑、男声似女声的表现等。这些声音情况虽见异常，但一般无临床意义。

2. 注意外部因素对气味的影响

（1）饮食因素：正常人身体一般无异常气味，但若进食大蒜、韭菜、榴梿等有特殊气味的食物，或吸烟、饮酒后，口中可散发相应的气味，不属病态。

（2）气候因素：夏季气候炎热，出汗过多，未及时淋浴时身体所散发的汗味，亦应与病理之汗味相鉴别。

（3）环境因素：有的人居住地卫生环境较差，或在室内存放汽油、油漆等化学物品，接触者或走入其室内可闻到相应气味，亦应注意鉴别。

第三节 问 诊

问诊是医生通过询问患者或家属，以了解疾病的发生、发展、治疗经过及自觉症状等情况的一种诊察方法。问诊的过程，是医生辨证思维的过程。在问诊过程中，医生应重视对患者的主要症状的思考与分析，根据中医辨证理论，结合其他三诊的信息，不断追踪新的线索，以利于疾病的正确诊断。

正确的问诊往往能把医生的思维判断引入正确轨道，有利于对疾病做出迅速准确的诊断。对复杂的疾病，也可通过问诊为下一步继续诊察提供线索。

一、问诊方法

（一）一般患者的问诊方法

1. 一般情况

询问患者的姓名、性别、年龄、民族、职业、婚否、籍贯、现单位、现住址、邮编、电话号码（包括固定电话和移动电话号码）、电子邮箱等信息。

2. 主诉

询问促使患者就诊的最感痛苦的症状或体征，以及其持续或反复发作与加重的时间。

3. 现病史

围绕患者的主诉，询问从本次起病到此次就诊时，疾病的发生、发展、变化和诊治的经过。具体询问以下内容。

（1）发病情况：询问患者发病的具体时间，起病的方式，有无诱发因素（如饮食、劳逸、情志、气候变化等），最初的症状及其特点，发病当时曾做过何种处理（包括自行处理及服药等）。

（2）病程经过：询问患者从起病到就诊时的病情发展变化情况，以了解患者疾病的演变及发展趋势。一般按照发病时间的先后顺序进行询问，包括在发病前的先兆症状，发病后某一阶段出现哪些症状，症状的性质、程度变化，何时加重或减轻，何时出现新的症状，病情变化有无规律（如昼夜变化，午后症状加重，进食油腻饮食或生冷饮食后症状变化等），病情缓解的方式（如服药、休息后多长时间可以缓解），伴随的症状等。

（3）诊治经过：询问患者患病后至此次就诊前所接受过的诊断与治疗情况，按时间顺序进行询问。如曾做过哪些检查，结果如何；做过何种诊断，依据是什么；经过哪些治疗，治疗效果及反应如何等。

（4）现在症状：询问患者就诊时感到的所有痛苦和不适的症状表现。

4. 既往史

询问患者平素的身体健康状况和过去患病（包括传染病）、手术、外伤、过敏、预防注射情况。

5. 个人生活史

询问患者的个人生活经历、精神情志、饮食习惯、烟酒或其他嗜好，以及生活起居、婚姻生育等情况。

（1）生活经历：询问患者的出生地点，主要和曾经生活的地方等。

（2）精神情志：询问患者平时的精神、心理、情志状态，如开朗、抑郁、焦虑、急躁、多恐善惊等。

（3）饮食嗜好：询问患者平时的饮食喜好，如喜爱酸、甜、辛辣饮食等。

（4）生活起居：询问患者平时的生活起居习惯等。

（5）婚姻状况：询问患者是否结婚或同居。询问后者宜慎重，并注意保护患者隐私。

（6）月经、生育状况：询问患者是否生育、怀孕等。妇女尤应询问月经初潮年龄或绝经年龄，月经周期、行经天数，带下的量、色、质等情况。已婚妇女应询问妊娠次数、生产胎数，以及有无流产、早产、难产史等。

6. 家族史

询问患者父母、兄弟姐妹、子女，以及其他与患者生活关系密切者，如配偶、同居伴侣等的健康和患病状况，包括询问直系亲属的死亡原因。

在接诊患者时，对患者一般情况登记完成后，首先应当从主诉开始询问，围绕主诉对患者展开有目的、有步骤的询问。因为主诉是患者就诊时所陈述的最感痛苦的症状、体征及其持续时间，通常反映了疾病的主要矛盾，所以，抓主诉就等于抓疾病的主要矛盾。确切的主诉常可作为某系统疾病诊断的向导，是进一步调查、认识、分析、处理疾病的重要线索和依据。通过主诉常可确定询问或检查的主次和顺序，初步估计病情的轻重缓急及其救治原则。

为了系统有效地获得准确的资料，询问者应遵循从一般到特殊的提问进程。如先问"你哪里不舒服？""你这症状有多长时间（有多久）？"

再如，应该问"请你告诉我，什么事使你忧虑？"而不问"是你的工作使你焦虑不安吗？"

通过问诊可以直接了解患者的发病原因、情绪状况、生活习惯、工作压力等影响因素。问诊兼有心理治疗作用，可及时给予患者具有针对性的心理疏导和健康教育，有利于疾病的早日康复。

（二）危重患者的问诊方法

对于急性或危重疾病患者，应抓住主症扼要询问，重点检查，以便争取时机，迅速治疗、抢救。待病情缓解后，再进行详细询问，切不可机械地苛求完整记录而延误治疗、抢救时机。

（三）复诊、转诊患者的问诊方法

对复诊患者，应重点询问用药后的病情变化。有些患者，尤其是患病较久者，在就诊前已经在其他医院进行过诊断和治疗，所以有必要询问曾做过哪些检查，结果怎样，有过何种诊断，诊断的依据是什么，经过哪些治疗，治疗的效果及反应如何，等等。了解既往诊断和治疗的情况，可作为当前诊断与治疗的参考。

（四）特殊患者的问诊方法

当患者有如下特殊情况时，如缄默与忧伤、焦虑与抑郁、多话与唠叨、愤怒与敌意、多种症状并存、文化程度低下或语言障碍，或为重危或晚期患者、残疾患者、老年人、儿童、精神病患者，在询问病史时应根据患者的具体情况给予适当安抚、鼓励、启发、引导。必要时请陪同人员协助提供病史。

问诊时应及时核实患者陈述的不确切或有疑问的情况，如病情与时间、某些症状与检查结果等，以提高病史的真实性。

（五）注意事项

1. 环境适宜

医患交流必须有一个安静适宜的诊室环境，既有利于医生诊疗，也有利于患者敞开心扉，充分叙述病情。这一点对于某些病情不便当众表述的患者尤为重要。

2. 态度和蔼

医生应通过沟通在最短时间内赢得患者的认可，做到态度和蔼而严肃认真。特别要微笑着注视对方的眼睛说话，适当的时候应微笑或赞许地点头示意。与患者之间不要设置任何障碍，交谈时应采取前倾姿势注意倾听。不要轻易打断患者的讲话，让患者有足够的时间回答问题。成功的倾听不仅是形式上的礼貌待人，而且还是本质上的关爱患者。这样就会成为医患沟通的"高手"。

3. 用语通俗

问诊时医生语言要通俗易懂，避免使用特定意义的医学术语，如隐血、心绞痛、里急后重、尿频尿急等。在询问过程中，对于患者的病情，切忌有惊讶的语言和表情反应，以免给患者带来不良刺激，增加思想负担而使病情加重。

4. 避免暗示

问诊时遇到患者叙述病情不够清楚全面时，医生可以适当给予启发式引导，但不能凭自己的主观意愿去暗示或诱导患者叙述病情。暗示性提问是一种能为患者提供带倾向性的特定答案的提问方式，容易使患者为满足医生而随声附和。例如："你的左胸痛放射至左手指尖，对吗？"恰当的提问应是"你除胸痛外还有什么地方痛吗？"

医生亦不应向患者提出复杂或诱导性问题。例如："当你头痛时伴有呕吐吗？下午你有发热对吗？"如果问"你头痛时还有其他不舒服吗？"患者会按照自身症状，说出其他感受，如此可获得真实资料。

二、问诊的内容

问诊的内容主要包括问一般情况、主诉、现病史、既往史、个人生活史、家族史等。临床应根据初诊或复诊、门诊或住院等不同的病历书写要求，进行有目的的系统而有重点的询问。

问刻下症所涉及的范围较为广泛，内容较多，初学者可参考"十问歌"进行问诊，即"一问寒热二问汗，三问头身四问便，五问饮食六胸腹，七聋八渴俱当辨，九问旧病十问因，再兼服药参机变，妇女尤必问经期，迟速闭崩皆可见，再添片语告儿科，天花麻疹全占验"。

(一) 问寒热

1. 询问要点

问寒热应询问患者有无怕冷或发热的症状、出现的时间、类型、特征及其兼症。

2. 一般规律

恶寒发热，为表证。恶寒重发热轻为表寒证，发热重恶寒轻为表热证，发热轻而恶风为伤风表证。

但寒不热为里寒证。新病恶寒为里实寒证，久病畏寒为里虚寒证。

但热不寒为里热证。其中，壮热为里实热证；潮热者，日晡潮热为阳明腑实证，午后潮热兼身热不扬为湿温病，夜间潮热为阴虚证；微热见于气虚发热、阴虚发热、气郁发热等。

寒热往来，为半表半里证。寒热往来，发无定时见于少阳证；寒热往来，发有定时则为疟疾。

3. 常见类型 (表 1-12)

表 1-12　寒热常见类型的症状特点及临床意义

常见类型	症状特点	临床意义
恶寒发热	恶寒与发热同时出现	表证
但寒不热	只感寒冷而不发热	里寒证
但热不寒	只发热而无怕冷	里热证
寒热往来	恶寒与发热交替发作	半表半里证、疟疾

(二) 问汗

1. 询问要点

询问患者有无当汗出而无汗，不当汗出而出汗或汗出较多的现象。

患者无汗时询问患者是全身无汗还是局部无汗，如是局部无汗，详细询问其具体部位 (如左半身、右半身、上半身、下半身等)。

询问患者汗出的时间 (如醒时、睡觉时、寒战后等)、部位 (全身或某一局部)、量的多少、质地的稀或黏、颜色的有无及伴随的症状等，以区分自汗、盗汗、战汗、大汗、绝汗、黄汗、局部汗出 (如头汗、心胸汗、手足心汗、阴汗) 等。

2. 一般规律

(1) 有汗与无汗：表证有汗，多为外感风热或中风表虚证；表证无汗，多为外感风寒表证；里证有汗，多为里热；里证无汗，多为气血亏耗或阳气不足。

（2）汗出特点：自汗多为阳气虚；盗汗多为阴虚；绝汗多为亡阴、亡阳；战汗则为伤寒邪正斗争之转折点。

（3）汗出部位：头汗多为上焦邪热、中焦湿热或虚阳外越；半身汗多见于中风、痿证、截瘫患者，患侧无汗；心胸汗出可见于心脾两虚或心肾不交；下半身汗出，或为肾阴虚，或为肝胆湿热下注；手足心汗出过多，多与脾胃有关，或为阴经郁热，或为阳明热盛，或为中焦湿热郁蒸。

3. 特殊汗出的常见类型（表 1–13）

表 1–13　特殊汗出的症状特点及临床意义

常见类型	症状特点	临床意义
自汗	醒时经常汗出，活动尤甚	气虚证或阳虚证
盗汗	睡时汗出，醒则汗止	阴虚证
绝汗	病情危重的情况下，出现大汗不止	亡阴或亡阳
战汗	患者先恶寒战栗而后汗出	温病或伤寒邪正交争剧烈

（三）问疼痛

1. 询问要点

询问患者有无疼痛的现象，疼痛的部位（如头、面、五官、颈、胸、胁、胃脘、腹、腰、背、四肢、周身等），性质（如胀痛、刺痛、窜痛、固定痛、冷痛、灼痛、酸痛、重痛、闷痛、绞痛、掣痛、隐痛、空痛），发作时程度的轻重、持续时间的长短、喜恶（如喜按或拒按、喜温或喜凉等）、缓解方式，以及发作的诱因与伴随症状等。

2. 一般规律

实性疼痛多因感受外邪、气滞血瘀、痰浊凝滞，或食积、虫积、结石等阻滞脏腑经脉，气血运行不畅所致，即所谓"不通则痛"。虚性疼痛多因阳气亏虚，精血不足，脏腑经脉失养所致，即所谓"不荣则痛"。

3. 常见类型（表 1–14、表 1–15）

表 1–14　常见疼痛的部位及病变所属脏腑经络

部位	病变所属脏腑经络
头痛	太阳经病：头项强痛，头痛连及项背，颈项不利
	阳明经病：前额头痛，常连及眉棱骨
	少阳经病：太阳穴周围疼痛或偏头痛
	厥阴肝经病：头顶痛常连及头角

部位	病变所属脏腑经络
胸胁痛	心的病变：心阳不振，心血瘀阻；痰湿阻滞，闭阻胸阳；气阴两虚，心脉失养
	肺的病变：肺阴虚、肺热、肺痈、风热犯肺等
	肝胆经病变：肝气郁结、肝胆湿热、肝郁化火、气滞血瘀、饮停胁下等
脘痛	胃的病变：胃瘀血、胃热、胃寒、食滞胃脘、肝气犯胃等
腹痛	大腹痛：脾胃病变
	少腹痛：大肠、膀胱、胞宫等病变，如湿热下注、瘀血阻滞等
	少腹痛：多指小腹两侧之疼痛，多属肝经病变，如寒滞肝脉
腰痛	肾的病变：如肾阴虚、肾阳虚；或肾虚，复受风、寒、湿热之邪；或闪挫瘀血等

表 1–15　常见疼痛特点及临床意义

疼痛类型	特点	临床意义
胀痛	痛而且胀	气滞，但头部胀痛或目胀而痛为肝阳上亢或肝火上炎
刺痛	痛如针刺	瘀血
窜痛	疼痛部位游走不定	气滞、风证
冷痛	痛有冷感而喜暖	阳气不足或寒邪阻络
灼痛	痛有灼热感而喜凉	火邪窜络，或阴虚阳亢
绞痛	痛势剧烈如刀绞	有形实邪阻闭气机
隐痛	痛不剧烈，绵绵不休	虚证
重痛	痛有沉重感	湿证，但头部重痛为肝阳上亢
酸痛	痛而有酸软感觉	湿证，唯腰膝酸痛多属肾虚
掣痛	抽掣牵扯而痛	经脉失养或阻滞所致
空痛	痛有空虚感	虚证

（四）问头身胸腹不适

1. 询问要点

询问患者是否存在疼痛以外的其他头、身、胸、腹部的不适（如头晕、目眩、目昏、耳鸣、耳聋、胸闷、心悸、心烦、健忘、胁胀、脘痞、恶心、腹胀、身重、麻木、疲劳等），以及这些不适程度的轻重、持续时间的长短、发作时的喜恶（如喜按或拒按、喜温或喜凉、喜动或喜静等）、缓解方式及发作的诱因与伴随症状等。

2. 常见类型（表 1–16）

表 1–16　头身胸腹不适类型表现及临床意义

类型	症状表现	临床意义
头晕	指患者自觉头目眩晕，轻者闭目自止，重者感觉自身或眼前景物旋转，不能站立的症状	肝阳上亢、痰湿内阻、气血亏虚、肾精亏虚、瘀血内阻
耳鸣	指患者自觉耳内鸣响的症状，但周围环境无相应的声源	暴鸣多实证，渐鸣多虚证
耳聋	指听力减退，甚至听觉完全丧失	暴聋多实证，渐聋多虚证
目眩	亦称眼花。指患者自觉视物旋转动荡，如坐舟车，或眼前如有蚊蝇飞动	肝阳上亢、痰湿内阻、气血亏虚、肾精亏虚
胸闷	指患者自觉胸部压闭满闷（憋气）	气虚、气滞致心肺疾患
心悸	指患者自觉心跳不安的症状，包括怔忡与惊悸	心神不安
脘痞	指患者自觉胃脘痞塞不舒	脾胃气虚，湿邪困脾
腹胀	指患者自觉腹部胀满，痞塞不适，甚则如物支撑	喜按属脾胃虚弱，拒按属胃肠积滞
身重	指患者自觉身体沉重	气虚不运，水湿泛滥
麻木	指患者肌肤感觉减退，甚至消失	气血不畅，肌肤失养

（五）问饮食口味

1. 询问要点

询问患者有无口渴、饮水的多少、喜冷喜热等，以区分其属于口不渴或口渴、口渴多饮或渴不多饮、渴喜冷饮或渴喜热饮等。

询问患者有无食欲的改变、食量的多少、对食物的喜恶等，以分辨是否存在食欲减退、厌食、消谷善饥、饥不欲食、偏嗜食物等。如有偏嗜食物，应具体询问是偏酸、偏苦、偏甜、偏辛、偏咸、偏肥甘、偏生冷等，或偏食何种异物（如生米、泥土、纸张等）。

询问患者口中有无异常味觉（或感觉），如有则询问具体是口淡、口苦、口甜、口酸、口咸、口涩、口黏腻等。

2. 一般规律

（1）饮水：口渴者多为燥证、热证；不渴者多为寒证、湿证。

大渴饮冷者多为里热炽盛；口微干者多为外感温热病初起。

口渴多饮，多尿多食者多为消渴；渴不多饮者，或为痰饮内停，或为阳气虚弱，或为湿热内阻，或为热入营分，或为瘀血内阻。

（2）食欲

食欲减退：不欲食、纳少、纳呆、厌食等，新病者，乃正气抗邪之反映，久病者或为脾胃虚弱，或为湿盛困脾，或为饮食停滞，亦见于妊娠恶阻。食欲逐渐减退是脾胃功能衰弱之象。

食欲增加：消谷善饥多见于胃火炽盛；本不能食而突然暴食者称"除中"，为脾胃之气将绝之象；食欲逐渐增加者为胃气渐复之征。

特殊变化：饥不欲食多胃阴不足；偏嗜异物者常见于小儿，多为虫积；五味偏嗜太过者，则易伤相应的脏腑。

3. 常见类型（表 1–17、表 1–18）

表 1–17　口渴与饮水的类型表现及临床意义

类型	症状表现	临床意义
口不渴	口不渴	津液未伤，见于寒证无明显热邪
口渴多饮	大渴喜冷饮，兼见面赤壮热，烦躁多汗，脉洪大	实热证
	大渴引饮，小便量多，兼见能食消瘦	消渴病
	大汗后，或剧烈吐下后，或大量利尿后，出现口渴多饮	吐、下、利后耗伤津液
渴不多饮	口干，但不欲饮，兼见潮热、盗汗、颧红等症	阴虚证
	口渴，饮水不多，兼见头身困重、身热不扬、脘闷苔腻等	湿热证
	渴喜热饮，但饮量不多，或水入即吐，兼见头晕目眩、胃肠有振水音	痰饮内停
	口干，但欲漱水而不欲咽，兼见舌质隐青或有青紫色瘀斑，脉涩	内有瘀血

表 1–18　食欲异常的类型表现及临床意义

类型	症状表现	临床意义
食欲减退	食欲减退，甚至不想进食	脾胃功能减退
厌食	脘腹胀痛，嗳腐食臭，舌苔厚腻	食滞胃脘
	厌食油腻，脘闷呕恶，便溏不爽，肢体困重	湿热蕴脾
	厌食油腻，胁肋灼热胀痛，口苦泛恶	肝胆湿热
消谷善饥	多饮多尿，形体消瘦	消渴病胃火炽盛，腐熟太过
	大便溏泻	胃强脾弱
饥不欲食	饥不欲食，兼脘痞、干呕呃逆	胃阴虚

（六）问睡眠

1. 询问要点

问失眠表现特点（不易入睡、睡后易醒、时时惊醒、彻夜不眠），问嗜睡表现特点（睡意浓、困倦昏沉、食后嗜睡、神疲嗜睡等），注意兼症，以资鉴别。

2. 一般规律

失眠有营血不足而心神失养者；有阴虚火旺而内扰心神者；有痰热内扰而心神不安者；有食滞胃脘而夜卧不安者。

嗜睡有痰湿困脾、中气不足、大病之后、心肾阳虚、热病昏迷、中风昏迷，兼症各有不同。

3. 常见类型（表 1-19）

表 1-19　失眠、嗜睡的常见类型表现及临床意义

类型	症状表现	临床意义
失眠	患者经常不易入睡，或睡而易醒，难以复睡，或时时惊醒，睡不安宁，甚至彻夜不眠	心肾不交：心烦不寐
		心脾两虚：心悸难寐
		胆郁痰扰：惊悸易醒
		食滞胃脘：腹胀不寐
嗜睡	患者精神疲倦，睡意很浓，经常不自主入睡	痰湿困脾：困倦嗜睡，肢体困重
		脾气亏虚：饭后嗜睡，神疲食少
		阳气亏虚：疲惫嗜睡，畏寒肢冷

（七）问二便

1. 询问要点

（1）问大便：健康人大便一般每日或隔日1次，质软成形，干湿适中，排便通畅，内无脓血、黏液及未消化的食物。大便改变包括便次、色、质及感觉方面的变化。

便次异常：询问患者每日大便的次数或排便的间隔时间、每次排便时间的长短、每次排便时是否存在困难等，以区分是否存在便次的异常，以及属于便秘还是泄泻等。

便质异常：询问患者大便是否成形、软硬情况，以及是否含有较多未消化的食物，是否夹有脓、血等，以区分大便质地正常与否，以及是否存在大便干结、大便溏软、时干时稀、初硬后溏、完谷不化、黏液便、脓血便、便血等。

排便感异常：询问患者每次排便时是否存在异常的感觉及具体情况，以判断是否存在肛门灼热、肛门下坠或脱肛、排便不畅、大便失禁及里急后重等感觉。

（2）问小便：健康成人在一般情况下，白天小便 3～5 次，夜间 0～1 次，一天的尿量为 1000～1800mL。尿次和尿量受饮水、温度、汗出、年龄等因素影响。小便的改变包括尿量、尿次、排尿感及色质异常等几方面。

尿量异常：询问患者每天的尿次、尿量是否明显超过正常或少于正常，以判断是否存在尿量增多或尿量减少。

尿次异常：询问患者每天小便的次数，以及每次小便的量、颜色与感觉等，以判断是否存在小便频数而短黄急迫、小便频数而量多色清、夜尿增多、小便癃或闭等。

排尿感异常：询问患者排尿时及排尿前后的感觉，以判断是否存在排尿不畅或困难、尿道灼热疼痛、尿后余沥不尽、尿失禁及遗尿等。

尿色质异常：询问患者小便中是否排出砂石、夹有血丝血块及脂膏样物质、小便混浊不清及颜色变红等，以判断是否存在尿有砂石、尿血、尿浊等。

2. 一般规律

询问大、小便的情况，可以直接了解消化功能和水液的盈亏与代谢情况，判断疾病的寒热虚实。诚如《景岳全书》所说："二便为一身之门户，无论内伤外感，皆当察此，以辨其寒热虚实。"

3. 常见类型（表 1–20、表 1–21）

表 1–20　大便异常的类型表现及临床意义

类型		症状表现	临床意义
便次异常	便秘	大便燥结，排便时间延长，便次减少，或时间虽不延长但排便困难	实证：胃肠积热或腹内结块阻结等
			虚证：气血阴津亏损或阳虚寒凝等
	泄泻	大便次数增多，粪质稀薄不成形，其至呈水样	实证：外感风寒湿热疫毒之邪，或饮食所伤，食物中毒，痨虫或寄生虫积于肠道，或情志失调，肝气郁滞
			虚证：久病脾肾阳气亏虚
便质异常	完谷不化	大便中含有较多未消化食物	实证：新起者多为食滞胃肠
			虚证：病久体弱者见之，多属脾虚肾虚
	溏结不调	大便时干时稀	肝郁脾虚，肝脾不调；肠癌
	脓血便	大便中含有脓血黏液	痢疾、肠癌
	便血	血自肛门排出，包括血随便出，或便黑如柏油状，或单纯下血	实证：胃肠积热，湿热蕴结，气血瘀滞等
			虚证：多因脾胃虚弱，气不统血
排便感异常	肛门灼热	排便时自觉肛门灼热	大肠湿热，或热结旁流，热迫直肠
	里急后重	便前腹痛，急迫欲便，便时窘迫不畅，肛门重坠，便意频数	湿热内阻，肠道气滞

表 1-21 小便异常类型表现及临床意义

类型		症状表现	临床意义
尿次异常	频数	排尿次数增多，时欲小便	实证：湿热蕴结膀胱，热迫气滞
			虚证：肾阳虚或肾气不固
	癃闭	小便不畅，点滴而出为癃，小便不通，点滴不出为闭，合称癃闭	实证：瘀血、结石或湿热阻滞
			虚证：久病或年老气虚、阳虚
尿量异常	尿量增多	尿次、尿量皆明显超过正常量次	虚证：阳虚不能蒸化水液
			虚实夹杂：燥热阴虚，肾阳偏亢
	尿量减少	尿次、尿量皆明显少于正常量次	实证：尿路损伤、阻塞
			虚证：小便化源不足（热盛伤津、腹泻伤津），或水液内停（心阳衰竭及脾、肺、肾功能失常）
排尿感异常	尿道涩痛	排尿时自觉尿道灼热疼痛，小便涩滞不畅	实证：湿热内蕴、结石，或瘀血阻塞、肝郁气滞
			虚证：阴虚火旺，中气下陷
	余沥不尽	小便之后仍有余溺，点滴不净	实证：湿热阻滞
			虚证：病久体弱，肾阳亏虚，肾气不固
	小便失禁	小便不能随意控制而自行溢出	实证：湿热瘀血阻滞
			虚证：肾气亏虚，脾虚气陷，膀胱虚寒，不能约摄尿液
	遗尿	指成人或 3 岁以上小儿于睡眠中经常不自主地排尿	实证：肝经湿热，下迫膀胱
			虚证：禀赋不足，肾气亏虚，或脾虚气陷，膀胱虚寒
尿色质异常	小便清长	小便色清量多	阳虚气不化津，水液下渗膀胱
	小便短黄	小便色黄而短少	热盛伤津，或汗、吐、下太过，损伤津液，或湿热蕴结膀胱
	尿中带血	小便色赤，混有血液甚至血块	热伤血络，或湿热蕴结膀胱，或脾不统血
	小便混浊	小便混浊，如膏脂或米泔	湿热下注膀胱，或脾虚不能升清，或中气下陷
	尿中有砂石	尿中夹有砂石	湿热内蕴

（八）问情绪相关症状

1. 询问要点

询问患者有关情绪方面的一些主观体验，结合观察患者的面部表情、姿态、动作及讲话的语气、声音等，判断患者是否存在抑郁、情绪高涨、焦虑、恐惧、急躁易怒、烦躁等情绪的异常变化，以及占主导的情绪状态。

2. 常见类型

（1）抑郁：通过询问患者，判断其是否有持续的情绪低落、寡言少语、善悲易哭、兴趣减退或缺乏、意志消沉、悲观绝望、自罪自责、自杀倾向或行为等。

（2）情绪高涨：通过询问患者，判断其是否有兴奋多语，精神亢奋，与环境不相符的过分愉快、欢乐，对一切都感到非常乐观，对任何事物都感到有兴趣等。

（3）焦虑：通过询问患者，判断其是否因经常担心可能发生难以预料的某种危险或不幸事件而感到忧虑不安、紧张恐惧、顾虑重重等，或出现过突发的极端焦虑状态，强烈的恐惧感，同时感到心悸、胸闷等。

（4）恐惧：询问患者是否遇到事情时有不能摆脱的紧张、害怕、提心吊胆，并伴随心悸、气促、汗出、身体颤抖、面色改变等。

（5）急躁易怒：询问患者是否脾气急躁，容易被激怒，即使是很小的事情也感到很气愤。

（6）烦躁：询问患者是否存在心中烦热不安、手足燥热不宁等。

（九）问妇女

询问女性患者的月经、带下、妊娠、产后等方面的情况。处于非妊娠期、产后期的女性，一般重点询问月经、带下，而妊娠、产育的情况只作为个人生活史的内容询问。

1. 月经（表 1-22）

经期异常：询问月经周期是否提前或延后 7 天以上，或提前、延后无规律，以及是否连续发生于 2 个以上月经周期，以判断属于月经先期、月经后期还是月经先后不定期。

经量异常：询问月经量是否较常量明显增多或明显减少，而月经周期、经期基本正常，以判断是否属于月经过多或月经过少。询问是否存在非行经期间，阴道内忽然大量出血，或持续出血而淋沥不止的现象，以判断有无崩中、漏下。

经色、经质异常：询问月经颜色是正红、淡红还是紫暗，质地是适中还是偏稀、偏稠，有无血块等，以判断月经的颜色、质地是否异常。

闭经：询问是否年逾 16 周岁尚未有月经来潮，或不足绝经年龄的妇女是否有月经中断 3 个月以上而不是因为妊娠与哺乳等原因。

经间期出血：询问两次月经之间是否出现少量的出血，并有周期性规律。

痛经：询问是否有经期或行经前后的周期性小腹疼痛，或痛引腰骶等。

有经行前后症状：询问经前 1 周左右，是否出现一些症状（如疲劳乏力、急躁、抑郁、焦虑、失眠、忧伤、过度敏感、猜疑、情绪不稳、乳房胀痛、四肢肿胀、腹胀不适、头痛等）；询问前述症状是否逐渐加重，至月经前 2～3 天最为严重，经后消失；询问前述症状是否出现了 3 个月经周期或以上。

有绝经前后症状：询问是否处于绝经年龄，是否有月经周期、行经期及月经量的变化，是否存在烘热汗出、心悸、眩晕、焦虑、抑郁、喜怒无常、记忆力下降、注意力不集中、失眠多梦等症状。

表1-22　常见月经异常类型表现及临床意义

类型	症状表现	临床意义
月经过多	行经期间月经血量较常量明显增多	血热内扰，迫血妄行
		气虚不固，冲任失约
		瘀血阻滞，血不归经
崩漏	非正常行经期间阴道出血，势猛量多谓崩，势缓量少、淋沥不断谓漏	热伤冲任，迫血妄行
		瘀血阻滞，血不循经
		脾气亏虚，血失统摄
		肾阳虚衰，冲任不固
		肾阴不足，虚火迫血妄行
月经过少	行经期间月经血量较常量明显减少	肾气亏虚，精血不足
		寒凝、血瘀、痰湿阻滞
闭经	女子年逾16周岁，月经尚未来潮；已行经，未受孕、不在哺乳期，停经达3个月以上	肝肾不足，气血亏虚
		阴虚血燥，血海空虚

2. 带下

询问带下量的多少及颜色、质地和气味的变化，以判断是否存在白带、黄带、赤白带及五色带等异常变化。

3. 妊娠

妊娠者询问妊娠期间的饮食、营养情况，肢体是否肿胀，胎动是否正常，以判断有无妊娠恶阻、胎动不安、子肿等异常表现。

4. 产后

产后要询问产后恶露、乳汁等情况，以判断有无产后恶露不绝、缺乳等异常表现。

（十）问男子

男子在阴茎勃起、排泄精液等方面的异常不仅是男科的常见疾病，也是全身性病理变化的反映，因此应加以询问，作为诊断男科或其他疾病的依据。询问男子有无阴茎勃起、排泄精液等方面的异常改变及其具体特征，以判断是否存在阳痿、阳强、遗精（梦遗或滑精）及早泄等。

1. 阳痿

患者阴茎不能勃起，或勃起不坚，或坚而不能持久，不能进行性交的症状。阳痿不是患者的不适感觉，而是性功能低下的表现。

2. 遗精

患者不性交而精液遗泄的症状。其中，清醒时精液流出者，谓之"滑精"；梦中性交而遗精者，谓之"梦遗"。

（十一）问小儿

对于小儿应常规询问家长小儿出生前后情况（如妊娠期及产育期的营养健康状况，是否患病，是否服用药物，生产的方式，分娩时是否难产、早产等，喂养小儿的方法，小儿的营养状况，小儿的发育情况等），预防接种史，传染病史，传染病接触史，发病原因（如受凉、衣着过厚、伤食、受惊等），以及家庭遗传病史等。

对不同年龄段的孩子，应重点询问不同的内容。如新生儿应询问是否有不肯吃奶、哭声轻弱或不哭、哭闹不停、睡眠少、体温异常、肤色发黄或口唇紫暗、大小便次数减少或增多、大便颜色发灰发绿、呼吸异常等。婴幼儿应询问是否有生长发育过慢或过快、厌食等，其余症状问诊可参见常规问诊。

第四节　切　诊

切诊是中医四诊之一，包括切脉和按诊两个部分。切脉又称脉诊，是通过切按患者的脉搏来了解病情，为切诊中最主要的内容，所以习惯上切诊多指脉诊，但实际上自古以来也包括对病体的肌肤、手足、胸腹及其他部位的触摸按压等按诊内容。

一、脉诊

（一）操作方法

1. 患者体位

诊脉时患者应取正坐位或仰卧位，前臂自然向前平展，与心脏置于同一水平，手腕伸直，手掌向上，手指微微弯曲，在腕关节下面垫一松软的脉枕，使寸口部位充分伸展，局部气血畅通，便于诊察脉象。

2. 选指

医生用左手或右手的食指、中指和无名指的指目诊察。指目是指尖和指腹交界棱起之处，是手指触觉较灵敏的部位。诊脉者的手指指端要平齐，即三指平齐，手指略呈弓形，与患者体表约 45° 为宜，这样的角度可以使指目紧贴于脉搏搏动处。

3. 布指

中指定关，医生先以中指按在患者掌后高骨内侧动脉处，然后食指按在关前（腕侧）定寸，无名指按在关后（肘侧）定尺。布指的疏密要与患者手臂长短及医生手指粗细相适应，如患者的手臂长或医生手指较细，布指宜疏，反之宜密。定寸时可选取太渊穴所在位置（腕横纹上），定尺时可考虑按寸到关的距离确定关到尺的长度以明确尺的位置。寸、关、尺不是一个点，而是一段脉管的诊察范围。

4. 指力

医生布指后，运用指力的轻重，或结合推寻以诊察、辨识脉象。常用的指力有举、按、寻。

（1）举：是指医生用较轻的指力，按在寸口脉搏跳动部位，以体察脉搏部位的方法，亦称"轻取"或"浮取"。

（2）按：是指医生用较重的指力，甚至按到筋骨，体察脉象的方法。此法又称"重取"或"沉取"。医生手指用力适中，按至肌肉以体察脉象的方法称为"中取"。

（3）寻：是指切脉时指力从轻到重，或从重到轻，左右推寻，调节最适当指力的方法。在寸口三部细细寻找脉动最明显的部位，统称寻法，以捕获最丰富的脉象信息。

5. 指法

指法可分为总按与单按。

（1）总按：三指同时用力诊脉的方法。从总体上辨别寸、关、尺三部和左右两手脉象的形态、脉位的浮沉等。总按时一般指力均匀，但亦有三指用力不一致的情况。

（2）单按：用一个手指诊察一部脉象的方法，主要用于分别了解寸、关、尺各部脉象的形态特征。

首先应先用总按的方法，从总体上辨别脉象的形态、脉位的浮沉，然后再使用单按指法辨别左右手寸、关、尺各部脉象的形态特征。

6. 平息

医生在诊脉时注意均匀呼吸，即所谓"平息"。一方面，医生保持呼吸均匀，清心宁神，可以自己的呼吸计算患者的脉搏至数；另一方面，平息有利于医生思想集中，可以仔细辨别脉象。

7. 脉诊时间

一般每次诊脉每手应不少于1分钟，两手以3分钟左右为宜。

诊脉时应注意每次诊脉的时间至少应在五十动，一则有利于仔细辨别脉象变化，再则切脉时初按和久按的指感有可能不同，对临床辨证有一定意义。所以，切脉的时间要适当长些。

8. 小儿脉诊法

小儿寸口部位甚短，一般用"一指（拇指或食指）定关法"，不必细分寸、关、尺三部。具体操作方法如下。

用左手握住小儿的手，对3岁以下者，可用右手拇指按于小儿掌后高骨部脉上，不分三部，以定至数为主。

对 3～5 岁者，则以高骨中线为关，以一指向两侧转动以寻察三部。

6～8 岁者，则可挪动拇指诊三部。

9～10 岁者，可以次第下指，依寸、关、尺三部诊脉。

10 岁以上者，可按成人三部脉法进行辨析。

（二）注意事项

1. 注意患者卧位时，如果侧卧则下面手臂受压，或上臂扭转，或手臂过高或过低，与心脏不在一个水平面时，都可影响气血的运行，使脉象失真。

2. 医生诊脉所用三指或患者脉诊局部有皮肤病变时，则不宜用该侧进行脉诊操作。

3. 诊脉过程中如察其脉律不匀、有间歇的现象时，应适当延长诊脉时间，应注意间歇出现是否有规律。

4. 重视生理异常脉位，常见有反关脉与斜飞脉。

5. 重视个体差异，患者有男女老幼的不同，有强弱胖瘦之别，反映在脉象上也各有不同，应综合考虑。

6. 排除情志干扰，情志变化可使脉搏跳动发生相应改变，应注意排除。

7. 结合四时分析，四时对人体的生理病理活动有重要影响，诊脉也不例外。中医素有春弦、夏洪、秋浮、冬沉之说，应引起注意。

8. 注重脉症合参，注意脉象与患者临床表现之间的内在联系。

（三）操作技巧

1. 八要素分析法

中医脉象的辨识主要依靠手指的感觉，体会脉搏的部位、至数、力度和形态等方面。将复杂的脉象表现按八要素分析辨别是一种执简驭繁的重要方法。

脉象的各种因素，大致归纳为脉象的部位、至数、长度、宽度、力度、流利度、紧张度和均匀度 8 个方面。每种脉象可用不同的脉象要素来描述与区分。

在二十八脉中，有些脉象仅主要表现为某一个脉象要素方面的改变。如浮脉、沉脉主要表现在脉位上的异常，浮脉主要是脉位浮，沉脉主要就是脉位沉。迟脉、数脉、疾脉主要表现为至数方面的改变，迟脉至数慢，一息三至；数脉至数快，一息六至；疾脉更快，一息七至以上。滑脉、涩脉主要在于流利度的改变，滑脉往来流利，涩脉往来艰涩。弦脉主要表现为紧张度的增高，如按琴弦。细脉主要表现在脉宽的细小。长脉、短脉主要是脉长度方面的异常，前者脉长，后者脉短。虚脉、实脉的特点主要在于脉力的异常，虚脉无力，实脉过分有力。

这些脉象在其他七个脉象要素方面则一般没有明显的变化。若有变化，则属于相兼脉，如浮数脉、沉细脉、弦滑脉、沉涩脉等。

有些脉象本身就表现为两个或两个以上脉象要素的变化。如促脉、结脉表现为至数与均匀度的改变，促脉数而脉律不齐，结脉缓而脉律不齐。洪脉、弱脉表现为脉位、脉力、脉宽上的改变，洪脉浮大而有力，弱脉沉细而无力。濡脉表现为脉位、脉宽、紧张度、脉力的变化，即浮细软而无力。

因此，按此八脉象要素可以将二十八脉归类与分解，在脉诊训练中应将脉象按八要素要求逐一列表登记，然后找出与正常有别之处，根据其特异性再确定具体的脉象名称，进而推导其病理意义。

2. 正常脉象的八要素特征

任何一种脉象都具有"位、数、形、势"四种属性，即具有部位、至数、节律、粗细、长短、强弱、硬度和流利度八方面的特征。正常脉象的八要素特征如下。

（1）脉位：脉位居中，不浮不沉。

（2）脉率：脉一息四至或五至，相当于每分钟 72 ~ 80 次。

（3）脉律：节律均匀整齐。

（4）脉宽：脉大小适中。

（5）脉长：脉长短适中，不越本位。

（6）脉势：脉搏有力，寸、关、尺三部均可触及，沉取不绝。

（7）紧张度：脉应指有力而不失柔和。

（8）流利度：脉势和缓，从容流利。

3. 脉位变异

（1）斜飞脉：寸口不见脉搏，而由尺部斜向手背，称为斜飞脉。

（2）反关脉：脉象出现于寸口的背侧，称为反关脉。

斜飞脉与反关脉属桡动脉解剖位置的变异，不属于病脉。其脉象多浮，临床诊此脉时以察其至数及强弱为主。

4. 脉象与主病（表 1–23）

表 1–23　脉象与主病

脉纲	共同特点	相类脉		
		脉名	脉象	主病
浮脉类	轻取即得	浮	举之有余，按之不足	表证，亦见于虚阳浮越证
		洪	脉体宽大，充实有力，来盛去衰	热盛
		濡	浮细无力而软	虚证，湿困
		散	浮取散漫而无根，伴至数或脉力不匀	元气离散，脏气将绝
		芤	浮大中空，如按葱管	失血，伤阴之际
		革	浮而搏指，中空边坚	亡血、失精、半产、崩漏

脉纲	共同特点	相类脉		
		脉名	脉象	主病
沉脉类	重按始得	沉	轻取不应，重按始得	里证
		伏	重按推至筋骨始得	邪闭、厥病、痛极
		弱	沉细无力而软	阳气虚衰、气血俱虚
		牢	沉按实大弦长	阴寒内积、疝气、癥积
迟脉类	一息不足四至	迟	一息不足四至	寒证，亦见于邪热结聚
		缓	一息四至，脉来怠缓	湿病，脾胃虚弱，亦见于平人
		涩	往来艰涩，迟滞不畅	精伤、血少，气滞、血瘀，痰食内停
		结	迟而时一止，止无定数	阴盛气结，寒痰瘀血，气血虚衰
数脉类	一息五至以上	数	一息五至以上，不足七至	热证；亦主里虚证
		疾	脉来急疾，一息七八至	阳极阴竭，元气欲脱
		促	数而时一止，止无定数	阳热亢盛，瘀滞、痰食停积，脏气衰败
		动	脉短如豆，滑数有力	疼痛，惊恐
虚脉类	应指无力	虚	举按无力，应指松软	气血两虚
		细	脉细如线，应指明显	气血俱虚，湿证
		微	极细极软，似有似无	气血大虚，阳气暴脱
		代	迟而中止，止有定数	脏气衰微，疼痛、惊恐、跌扑损伤
		短	首尾俱短，不及本部	有力主气郁，无力主气损
实脉类	应指有力	实	举按充实而有力	实证，平人
		滑	往来流利，应指圆滑	痰湿、食积、实热，青壮年，孕妇
		弦	端直以长，如按琴弦	肝胆病、疼痛、痰饮等，老年健康者
		紧	绷急弹指，状如转索	实寒证、疼痛、宿食
		长	首尾端直，超过本位	阳气有余，阳证、热证、实证，平人
		大	脉体宽大，无汹涌之势	健康人，或病进

二、按诊

（一）操作方法

1. 患者准备

根据患者的具体情况及按诊的需要，指导患者取下列体位之一或多种体位配合运用，从而配合医生按诊。

（1）坐位：一般用于皮肤、手足、腧穴的按诊。

（2）卧位：主要用于胸腹、腰部或下肢的诊察。

①仰卧位：主要用于胸腹部的诊察。患者仰卧，全身放松，双臂自然平放于身旁。诊察胸部时，患者双腿自然伸直。诊察腹部时，让患者双腿屈膝，使腹肌松弛，并依照医生的提示做腹式深呼吸。

②侧卧位：常与仰卧位配合运用，主要用于仰卧位诊察判断不明，或对腹腔内包块、水液移动性的判断。诊察时患者侧卧，位于下面的下肢伸直，而在上面的下肢呈屈髋屈膝状。

③俯卧位：主要用于腰背部的诊察。

2. 医生操作

（1）体位：根据不同患者按诊的需要，医生可采取坐位或站位。

①对于皮肤、手足、腧穴的按诊，医生多以坐或站立的姿势，面对患者被诊部位，用左手稍扶病体，右手触摸按压诊察部位。

②对于胸腹、腰部或下肢的诊察，医生多以站位立于患者的右侧或左侧进行操作。

（2）手法：根据患者按诊部位和内容的需要，医生可选择一种或多种手法进行按诊。

1）触法：用手指或手掌轻触患者局部皮肤（如额部、四肢部、胸腹部等），以检查肌肤的凉热、润燥。

2）摸法：用手指或手掌稍用力寻抚局部（如胸腹、腧穴、肿胀的部位等），以检查局部的感觉、有无压痛及肿物的形态与大小等。

3）按法：用手指或手掌重力按压或推寻局部（如胸部、腹部、脊柱、肿胀部位、肌肉丰厚处等），以检查深部有无疼痛、肿块，以及肿块的活动程度、肿胀的程度及范围大小等。

4）叩法：用手叩击身体某部（如腹部、腰背部等），使之震动，然后感受叩击产生的叩击音、波动感、震动感及患者的反应。

①直接叩击法：用手直接叩击或拍打患者体表部位，根据叩击音及手指下的感觉来判断检查部位的情况。

②间接叩击法

掌拳叩击法：医生用左手掌平贴在患者的被诊部位，右手握空拳叩击左手背，同时询问患者的感觉，注意观察患者的反应。本法主要用于检查腰背部等肌肉较为丰厚的部位。

指指叩击法：医生用左手中指的第二指节紧贴在患者需检查部位的体表，其余手指略微抬起，右手指自然弯曲，中指弯曲约90°，垂直叩在左手第二指节前端。叩击时应借用手腕活动的力量，动作灵活、短促，每叩一下，右手迅速抬起，以连续叩击两三下，而后略微停顿的节奏进行。每叩击数次，左手即向前或向后移动，右手也随之移动，根据不同部位的声音变化进行诊察。本法主要用于胸、胁、脘、腹及背部的检查。

3. 注意事项

（1）根据疾病的部位和性质，选择相应的体位和方法。

（2）操作手法要轻巧柔和、规范，避免突然暴力或冷手按诊。

（3）按诊操作必须细致、精确、规范、全面而有重点。

（4）检查时依次暴露被检部位，力求系统、全面，但要避免反复翻动患者。

（5）按诊综合检查的顺序一般是先触摸，后按压，由轻而重，由浅入深，从健康部位开始，逐渐移向病变区域，先远后近、先上后下、先左后右。

（6）诊尺肤应注意左、右尺肤的对比。

（7）按手足应注意左右比较，或手足心与手足背相比较。

（8）争取患者的主动配合，使患者能准确地反映病位的感觉。

（9）检查时应注意观察患者的反应及表情变化，以了解病痛所在的准确部位及程度。

（10）对精神紧张或有痛苦者要给予安慰和解释，亦可边按诊检查边与患者交谈，转移其注意力而减少腹肌紧张，以便顺利完成检查。

（二）全身各部位按诊方法及技巧

1. 头颈部

头颈部的按诊主要用于检查局部的温热寒凉、润燥，以及压痛、肿块的情况。根据具体情况可将触、摸、按诸法参用。检查患者时，医生用手背（手心）触及患者额部，探测患者有无发热，是低热还是高热。同时以患者的手心做对照，若患者手心热甚于额部，是虚热；若额部热于手心，是外感表热证。这种方法多用于小儿。

囟门触诊时，小儿取坐位或立位。医生双手掌各置于小儿左、右颞部，拇指按在额部，以中指、食指检查囟门，注意其大小、闭合与否、充实度、有无隆起和凹陷、有无搏动等。测量时应以囟门的对边中点连线为准。

2. 胸胁部

胸胁部分为前胸与胁肋。前胸指锁骨上窝至横膈以上的部位，而胁肋指侧胸部，包括腋下至第 12 肋的区域。

胸胁部的按诊主要检查乳房、心、肺及肝、胆的病变，根据具体情况可将触、摸、按、叩诸法参用（表 1-24）。

表 1–24 按胸胁的基本内容及临床意义

按诊部位	表现特点	临床意义
胸部	前胸高突，叩之膨膨然而音清	肺胀；气胸
	按之胸痛，叩之音浊或呈实音	饮停胸膈，痰热壅肺；肺痨、肺癌
	胸部压痛，有局限性青紫肿胀	外伤
虚里	搏动迟弱，或久病体虚而动数	心阳不足
	按之其动微弱	宗气内虚
	动而应衣	宗气外泄
	虚里搏动数急而时有一止	宗气不守
	按之弹手，洪大而搏，或绝而不应	心气衰绝
	胸高而喘，虚里搏动散漫而数	心肺气绝
	虚里动高，聚而不散	热甚（外感热邪、小儿食滞或痘疹将发）
乳房	有形如鸡卵的硬结肿块，边界清楚，表面光滑，推之活动而不痛	乳核
	有结节如梅李，边缘不清，皮肉相连，病变发展缓慢，日久破溃，流稀脓夹有豆渣样物	乳痨
	块肿质硬，形状不规则，高低不平，边界不清，腋窝多可扪及肿块	乳癌
胁部	胁痛喜按，胁下按之空虚无力	肝虚
	右胁下肿块，摸之有热感，疼痛拒按	肝痈
	胁下肿块，刺痛拒按	气滞血瘀
	右胁下肿块，质硬，表面平或呈小结节状，边缘锐利，压痛不明显	肝积
	右胁下肿块，质地坚硬，按之表面凹凸不平，边缘不规则，常有压痛	肝癌疑征
	右侧腹直肌外缘与肋缘交界处附近触到梨形囊状物，并有压痛	胆石、胆胀
	疟疾后左胁下可触及痞块，按之硬者	疟母

3. 脘腹部（表 1–25）

腹部泛指心下（剑突）至毛际（耻骨联合）的体表部位。上腹部称胃脘部，脐上称大腹，脐周称脐腹部，脐下至耻骨上缘称小腹，小腹的两侧称少腹。

脘腹部的按诊主要检查肝、胆、脾、胃、大小肠、膀胱、胞宫等腹腔脏器的病变，根据具体情况可将触、摸、按、叩诸法参用。

表 1-25　按脘腹的基本内容及临床意义

按诊部位	病变部位		表现特点	临床意义
胃脘部	胃	痞满	按之柔软，无压痛	虚证
			按之较硬，有抵抗感和压痛	实证
腹部	肝、胆、脾、胃、肾、小肠、大肠、膀胱、胞宫	冷热	按之肌肤凉而喜热	寒证
			按之肌肤热而喜凉	热证
		疼痛	腹痛喜按	虚证
			腹痛拒按	实证
		腹满	脘腹部按之手下饱满充实而有弹性、有压痛	实满
			若脘腹部虽然膨满，但按之手下虚软而缺乏弹性，无压痛	虚满
		腹部胀大	一手轻拍腹壁，另一手则有波动感，按之如囊裹水，以手叩之呈移动性浊音	水鼓
			一手轻轻叩拍腹壁，另一手无波动感，以手叩之呈鼓音	气鼓
		肿块	肿块推之不移，痛有定处	癥积，病属血分
			肿块推之可移，或痛无定处，聚散不定	瘕聚，病属气分
			腹中结块，按之起伏聚散，往来不定，或按之形如条索状，久按转移不定，或按之手下如蚯蚓蠕动	虫积
			左少腹作痛，按之累累有硬块	肠中有宿粪
			右少腹作痛而拒按，或出现反跳痛，或按之有包块应手	肠痈

4. 腰背部

腰背部泛指第 7 颈椎至尾骶部的体表部位。

腰背部的按诊主要检查肺、肾、脊柱等的病变情况，根据具体情况可将摸、按、叩诸法参用。

5. 四肢

四肢的按诊主要检查肌肉、关节、筋脉的病变。根据具体情况可将触、摸、按诸法参用。

6. 肌肤

肌肤的按诊可感知局部肌肤的寒热、温凉、肿胀、润燥、滑涩、软硬及疼痛的情况，根据具体情况可将触、摸、按诸法参用（表 1-26～表 1-29）。

表 1-26 按肌肤寒热的基本内容及临床意义

表现特点	临床意义
肌肤寒冷，体温偏低	阳气衰少
肌肤冷而大汗淋漓，脉微欲绝	亡阳
肌肤灼热，体温升高	实热证
汗出如油，四肢肌肤尚温，而脉躁疾无力	亡阴
身灼热而肢厥	真热假寒证
外感病汗出热退身凉	表邪已解
皮肤无汗而灼热	热甚
身热初按热甚，久按热反转轻	热在表
久按其热反甚	热在里
肌肤初扪之不觉很热，但扪之稍久即感灼手	湿热内蕴

表 1-27 按肌肤润燥、滑涩的基本内容及临床意义

观察内容	表现特点	临床意义
皮肤润燥	皮肤干燥	尚未出汗
	皮肤湿润	身已出汗
	干瘪	津液不足
皮肤滑涩	肌肤滑润	气血充盛
	肌肤枯涩	气血不足
	肌肤甲错	血虚失荣或瘀血

表 1-28 按肌肤疼痛的基本内容及临床意义

表现特点	临床意义
肌肤濡软，按之痛减	虚证
硬痛拒按	实证
轻按即痛	病在表浅
重按方痛	病在深部

表 1-29 肌肤水肿和气肿的鉴别

表现特点	临床意义
按之凹陷，不能即起	水肿
按之凹陷，举手即起	气肿

7. 腧穴

对某些特定的腧穴按诊,主要是了解局部有无压痛及其他敏感反应,根据具体情况可将触、摸、按诸法参用。

(1)检查体位:穴位检查可根据按诊的需要,取坐位或卧位(仰卧、俯卧、侧卧)。

患者一般先取仰卧位,医生站在患者右侧,适用于头部前面、胸部、腹部、上肢和下肢的穴位检查。

患者可取骑椅坐位或面向里坐在床上,医生站在患者背后,适用于头顶部、项部、背部的穴位检查。

患者取俯卧位,医生站在患者右侧,适用于臀部和下肢后侧的穴位检查。

(2)检查步骤

①医生在检查前要剪短指甲,冬天检查时手要温暖,防止手凉引起患者肌肉紧张,妨碍检查。

②患者姿势要端正,肌肉放松。

③请患者宽衣露胸,医生用右手食指的指腹在膻中穴进行试压,再用同样指力在膻中穴的上下左右进行试压,比较穴位与非穴位的指力强度,用相同的指力能区分穴位与非穴位有无反应。此力量就是检查该患者的指力强度标准。

④在取穴时,要充分利用体表标志。一般在胸部先定膻中穴,上腹部先定中脘穴,下腹部先定关元穴,在背部先定与肩峰平行的大椎穴、与两肩胛下角平行的至阳穴、与髂骨平行的阳关穴,后取其他穴位。

(3)检查方法:医生用拇指或食指对患者经络循行线和穴位进行触按,以寻找阳性反应物及反应点。常用的诊察方法有以下几种。

①滑动法:用指腹沿经络循行线轻轻边旋转边移动,用力较轻,常用于发现穴位中表浅部位的阳性反应物。

②按揉法:与滑动法相似,但指力较前者为重,以便发现深层阳性反应物。

③移动法:用拇指尖端用力向下按,并左右滑动按摩皮肤,以便发现穴位中最深层的条索状阳性反应物。

④推动法:用拇指指腹沿经络循行线推动,用力要适中,适于在腰背部寻找阳性反应物。

(4)阳性反应:触按穴位时的异常反应称阳性反应。阳性反应包括阳性反应物、穴位形态变化、穴位敏感度变化。

1)阳性反应物:是指依靠指腹触觉,可以在穴位处摸到实质性物质,又称"无菌炎性球"。它的形态、大小、硬度不同,可以有以下几种。

圆形结节:形态如圆珠,大如蚕豆,小如黄豆,硬度不一,移动性不大。

扁平结节:表面光滑,形如圆饼,质软而不移动,位于皮内表浅部,多见于慢性病。

梭形结节：两头尖中间大，表面光滑，质稍硬，在皮下可触及，多见于急性炎症。

卵圆形结节：形如卵状，表面光滑，软硬不一，可在皮下移动。

条索样结节：粗如筷子，细可如线，长达数厘米，质较硬，可移动，富有弹性，位于皮下，多见于关节、韧带、肌肉病变。

泡样结节：按之松软，有气泡样感觉，癌症患者有时可触及此种结节。

2）穴位形态变化：一般有肌肤隆起、凹陷，触之穴位部位有肌肤紧张或柔软等异常现象。

3）穴位敏感度变化：穴位敏感度是指医生按压经络穴位时，患者感觉疼痛的程度。医生用手指在经络穴位上进行按诊，有轻、中、重压3种手法。

（三）特色按诊法

1. 虚里按诊

虚里即心尖搏动处，位于左乳下第4、5肋间，乳头下稍内侧，为诸脉之所宗。按虚里可了解宗气之强弱、疾病之虚实、预后之吉凶。

虚里按诊时，一般患者采取坐位和仰卧位，医生位于患者右侧，用右手全掌或指腹平抚左乳下第4、5肋间，乳头下稍内侧的心尖搏动处，并调节压力，注意诊察其动气之强弱、至数和聚散等。

按虚里的内容包括有无搏动，搏动部位及范围，搏动强度和节律、频率，聚散等。

正常表现：虚里为诸脉之所宗。虚里按之应手，动而不紧，缓而不息，动气聚而不散，节律清晰一致，一息四五至，是心气充盛，宗气积于胸中的正常征象。因惊恐、大怒或剧烈运动后，虚里动高，片刻之后即能平复如常，不属病态；肥胖之人因胸壁较厚，虚里搏动不明显，亦属生理现象。

虚里搏动迟弱，或久病体虚而动数，为心阳不足；按之其动微弱，为宗气内虚；动而应衣，为宗气外泄；虚里搏动数急而时有一止，为宗气不守；按之弹手，洪大而搏，或绝而不应，为心气衰绝；胸高而喘，虚里搏动散漫而数，为心肺气绝；虚里动高，聚而不散，为热甚（外感热邪、小儿食滞或痘疹将发）。

2. 结节与疮疡按诊

按肌肤时，患者可根据病变部位的不同，选择适宜体位，以充分暴露被检查部位为原则；医生位于患者右侧，右手手指自然并拢，掌面平贴肌肤之上轻轻滑动，以诊肌肤的寒热、润燥、滑涩，有无皮疹、结节、肿胀、疼痛等。

若发现有结节时，应对结节进一步按诊。可用右手拇指与食指寻其结节边缘及根部，以确定结节的大小、形态、软硬程度、活动情况等。若诊察有肿胀时，医生应用右手拇指或食指在肿胀部位进行按压，以掌握肿胀的范围、性质等。

疮疡按诊时，医生可将两手拇指和食指自然伸出，其余三指自然屈曲，用两食指寻按疮疡根底及周围肿胀状况。未破溃的疮疡，可用两手食指对应夹按，或用一食指轻按疮疡顶部，另一食指置于疮疡旁侧，诊其软硬程度，有无波动感，以了解成脓的程度。

疮疡肿硬不热，为寒证；肿处灼手而有压痛，为热证；根盘平塌漫肿，为虚证；根盘收束而隆起，为实证；患处坚硬，多为无脓；边硬顶软，为已成脓。

3. 尺肤按诊

按尺肤时患者可采取坐位或仰卧位。诊左尺肤时，医生用右手握住患者上臂近肘处，左手握住患者手掌，同时向桡侧转前臂，使前臂内侧面向上平放，尺肤部充分暴露，医生用指腹或手掌平贴尺肤处并上下滑动来感觉尺肤的寒热、滑涩、缓急（紧张度）。诊右尺肤时，医生操作手法同上，左、右手置换位置，方向相反。

尺肤部热甚，为热证；尺肤部凉，为泄泻、少气；按尺肤窅而不起，为风水；尺肤粗糙如枯鱼之鳞，为精血不足，或有瘀血内停。

第二章　西医问诊 ▷▷▷

西医问诊是医生通过对患者或相关知情人员（如家属和同事等）的系统询问而获取病史资料的过程，是医生诊治疾病的第一步。病史资料的完整性、准确性和可靠性对疾病的诊断和处理是极其重要的，不仅可提示医生体格检查时的查体重点，以及为进一步进行辅助检查提供线索，而且更重要的是在临床工作中有一部分疾病仅通过西医问诊即可基本确立诊断。若想实现上述目的，注意西医问诊的内容和技巧是极其重要的，否则可能会造成临床工作中的误诊和漏诊。

第一节　西医问诊的技巧

1. 注意条理，抓住重点

西医问诊一定要以主诉为重点，先由简易问题（通常为开放式问诊）询问开始，灵活运用所学基础理论和基本知识，经过思维和判断，逐步深入进行有目的、有层次、有顺序的纵向（封闭式问题）询问，把主诉症状问深、问透，然后再针对与鉴别诊断相关的阳性或阴性症状进行询问。

例如：发热患者应以发热为询问的重点，询问发热可能的诱因、起病的缓急、病程的长短、加重或缓解的因素，询问热度和发热的特点，以确定热型，把发热问深、问透。然后再进行有助于鉴别诊断的横向询问，即伴随症状询问，如伴有寒战，见于肺炎球菌肺炎、败血症等；伴明显头痛，见于颅内感染、颅内出血等；伴有胸痛，常见于肺炎球菌肺炎、胸膜炎等；伴有腹痛，可见于急性细菌性痢疾、急性胆囊炎、急性阑尾炎等；伴尿痛、尿频、尿急，见于尿路感染等。还有一些伴随症状，不一一列举。

2. 要紧密围绕病情询问

在问诊过程中，患者所谈的内容一定要紧密围绕病情，以免离题太远，影响问诊效果。这里面有一个重要的问题，就是医患沟通的技巧问题，这是能做到紧密围绕病情询问的重要保证。

3. 运用思维和判断

在问诊过程中，要不断将采集到的信息运用思维和联想，对资料加以分析、综合和判断，逐步形成对患者可能的诊断意见，而不是单纯笔录的被动过程。问诊过程一定要自始至终地贯彻临床思维分析的原则。

4. 语言通俗易懂，避免暗示性语言和逼问

在问诊过程中，一定要用通俗易懂的语言，避免使用患者不易理解的医学术语生硬地询问，如"鼻窦炎"和"里急后重"等，因为这些术语即使是对文化程度较高的患者来说，也难以理解，甚至理解错误，以致结果可能会带来不准确的病史资料，导致诊断错误。在问诊过程中，还应避免使用暗示性语言和逼问，以免患者提供不准确的病史资料，导致诊断错误。

5. 正确使用提问类型

问诊应尽量使用一般性提问，即开放式问题，如"你哪里不舒服？""你还有其他症状吗？""后来的病情怎么样？"开放式问题能让患者充分陈述自己的感受。

当患者讲述结束后，为了进一步了解某些针对性细节或核对一些重要信息，可以使用直接提问法，如"你2天前出现腹痛时，有没有恶心的感觉？""你看到呕吐物是红色的吗？"要求患者给予"是"或"不是"的明确回答。

如果患者无法准确表达感受或表述能力欠缺时，医生可以使用选择性提问，如"你的腹痛是绞痛、刀割样痛、针扎样痛还是胀痛？"

为了不让患者随口附和医生，医生尽量不要使用诱导性或暗示性提问，即隐含了医生对某种答案期望的问题，如"你这次发烧会不会是受凉引起的？""胆囊炎的疼痛往往会放射到右肩，你的腹痛是不是也有这样的情况？"

含有医生价值判断的提问也往往得不到真实的答案，如"你有吸烟这种坏习惯（恶习）吗？""你经常吃一些垃圾食品吗？"

医生问诊时还应该避免使用责难性词语或语气，如"你怎么能不遵照医嘱呢？""你多久没有吃药了？""太没有自控力了，你喝了多少酒？"

6. 保证安静、宽松的问诊环境及和蔼亲切的问诊氛围

医生问诊时应注意不要有陌生人在场，如果患者需要，也可以让患者家属在场陪伴。医生应该对于患者的不幸和痛苦给予充分的同情、理解和安慰，并用恰当的语言表达医生会尽力帮助病患，以消除医患初次交流的陌生感，同时有助于建立医患互信关系。这对顺利完成问诊是非常重要的。比如，当患者比较紧张或情绪激动时，医生应耐心安慰患者，然后先从简单问题问起："你不要太过担心，我们会尽力帮你的，你先谈谈你有哪里不舒服？"

问诊结束时，医生应以礼貌、友善、告慰的举止结束问诊。

7. 充分沟通理解

尽量让患者按照自己的思路充分陈述病情，完整地表达自己的感受。患者叙述期间医生如果有疑问，不要马上打断患者，应在患者讲完后补充询问。如果患者的讲述发生偏离，与病史无关时，可以在恰当的时机把患者的讲述转换到病情这一主题。比如，

"嗯，你说的这些情况，我已经明白了，你刚才说 3 天前出现了腹泻，能不能详细说说腹泻的情况？"

由于患者的思路与医生问诊思路常常不一致，医生应牢记自己的思路，不要被患者带偏。比如，当患者未讲完腹痛的特点就开始叙述他的求医经过时，医生可以耐心地听患者讲完，再回头询问腹痛的特点。

8. 随时确定双方对问题、重要信息的理解是否一致

为防止出现理解偏差或交流困难，医生提问时应注意避免使用患者不甚明白的医学术语，如"意识障碍""发绀"等，尽量使用"不省人事""口唇发青"等口语化词汇。

医生问诊过程中应注意核实重要的信息。例如，当患者说发现血尿时，医生应该追问："你怎么知道那是血尿呢？"当患者说腹痛很严重时，医生应该核实患者对"严重"的认识。可以追问："你的腹痛对生活和工作有影响吗？""腹痛时能忍受吗？""腹痛时有出冷汗吗？"

9. 注意描述性指征的问诊方法

当患者对一些指标数值描述不准确的时候，可以使用常用物品进行比拟。例如，当患者无法确定每次呕血的量有多少毫升时，可以要求患者用日常容器来衡量，可以这样问："每次呕血的量有多少？如果用纸杯来量，大概有几杯？"然后根据杯子的容积估计呕血量。

当问诊内容涉及大小、形状、颜色时，医生、患者都可以用常见物品大小或颜色进行近似对比。例如，"当时你小腿上的紫斑有多大？像黄豆大、蚕豆大，还是一元硬币大小？""你的小便颜色是茶色、浓茶色、酱油样，还是洗肉水样？"

10. 患者提供的诊疗信息尽量进行核实

如患者说曾做过血液分析，诊断为缺铁性贫血，医生应追问："当时做过什么检查？""检查结果还记得吗？""请把检验报告拿给我看看，好吗？"

11. 注意体现医学人文精神

问诊过程中，医生应该注意对患者的人文关怀，体现出以人为本的医学人文精神。

（1）医生问诊时应当做到仪表端庄、举止礼貌友善、表情和蔼亲切。切忌态度蛮横，语气严厉，面露厌恶、不耐烦等表情。

（2）问诊时，医生应时常注视患者，观察患者的表情，判断患者的内心感受，并做出相应的反应。对患者的病痛给予安抚，对患者的积极主动和正确做法给予赞许，对患者的努力给予鼓励，对患者的困境给予理解，对患者的疑惑给予解释，对患者的错误健康观念进行纠正。不能自始至终不看患者、面无表情，对患者关切的疑难问题不管不问。

（3）询问患者的经济状况、家庭资源，应鼓励经济困难的患者寻求家庭、单位、社会的经济支持和精神支持，为患者提供可能获得帮助的信息。

（4）了解患者的期望和就诊目标。在病史问诊结束时，医生应该主动询问患者的就医要求。例如，"你有什么问题要问我吗？""你这次看病有什么要求吗？""你看我还能为你做些什么？"

（5）患者经常比较关切的问题多是关于疾病的诊断、费用、疗效和预后，医生在回答这些问题时，一定要实事求是，不能夸大疗效、自我吹嘘，不能不懂装懂。如果患者的问题超出了医生的能力水平，医生也不要一口回绝患者，而应该直言自己能回答或解决到什么程度，对于不能回答或解决的问题，可以通过查阅资料、请教他人、请专家会诊或者为患者提供可及的就医途径来解决。

第二节　西医问诊的内容

一、一般项目

西医问诊的一般项目包括姓名、性别、年龄、民族、职业、婚否、籍贯、现单位、现住址、联系方式等，如果是儿童或无行为能力者，则要询问监护人的相关信息。

二、主诉

主诉是促使患者就医的最主要的不适，如症状和（或）体征及其发生时间。需要注意的是，主诉不能直截了当地问患者"你的主诉是什么"。主诉的内容也不是患者的直接回答，而是医生根据患者的回答总结出来的。主诉的描述要简明扼要，并注意不适的发生时间顺序，如"咳嗽5天，发热3天"。

主诉的发生时间应记录为主诉最初发生到就诊的时间长度，不应该记录为主诉发生的具体日期。如果主诉发作具有明显的时间性特征，可以用"间歇性""持续性""阵发性"等词语描述。

当没有明确的症状时，可以用体征、实验室检查结果或辅助检查结果作为主诉内容。例如，"发现血压升高3个月""发现血糖升高半年""超声检查发现胆囊结石2周"。如果在诊断明确，经过治疗已经没有症状，而本次住院目的十分明确的情况下，主诉可以使用疾病名称，如"确诊急性粒细胞白血病5个月，入院第3次化疗"。

三、现病史

现病史主要记述患者从患病到就医的全过程，是病史的主体内容。现病史的问诊主要按照以下内容及顺序进行。

（一）疾病的发生

1. 包含内容

起病情况和患病时间。

（1）起病情况：起病时患者的生活状态、起病缓急、首发症状、起病时其他症状的先后顺序。

（2）患病时间：是指出现首发症状到就医的时间，可以用症状发生的具体日期和时间来描述。但是为了能直接理解，通常多用距离就医时的时间间隔来表述。时间较长时可以用年数、月数或天数计算，发病急骤、时间较短时可用小时数甚至分钟数来计算。

2. 问诊方法

可以问："你是怎样发病的？"或者"你发病时是什么样的情况？"通过发病时间和变化进展判断发病缓急。在问诊时要注意多个症状的发生时间顺序，如果患者不清楚，应重复确认。

（二）病因及诱因

1. 内容

病因是指造成本次发病的原因，诱因则是促使疾病发生的原因。如"暴食"对于腹痛可能是病因，而对于心绞痛往往只是诱因。

2. 问诊方法

可以问："你认为这次发病的原因是什么？"问诊中患者对于病因或诱因的回答并不一定正确，需要医生判断。注意不要用封闭式问题，如"你这次发病是不是因为受凉啊？"这样的问题容易阻碍患者叙述思路，还可能出现诱导倾向。

（三）主要症状的特点

1. 内容

症状出现的部位、性质、时间、程度、加重与缓解因素、发作次数。

2. 问诊方法

可以使用的问题："腹痛主要发生在哪个部位？""腹痛是什么样的疼痛？"如果患者对疼痛性质描述不清时，也可以用选择性问题。例如，"你的腹痛是绞痛、烧灼样疼痛、刀割样疼痛，还是针扎样疼痛？""疼痛剧烈吗？"为了判断症状程度，不能一味相信患者的主观描述，可以根据症状对患者生活的影响程度来判断。例如，"疼痛是否影响你的工作、日常生活？""疼痛能否忍受？""疼痛时是否出冷汗？"

（1）问诊症状持续时间时应注意，患者的回答可能是每次发作的时间，也可能是多次发作的时间。例如，"你的腹痛持续了多久？"这样的问题会产生歧义，患者可能理解为腹痛从开始到就医的时间。应该问"你每次腹痛持续多久会缓解？"

（2）针对症状加重或缓解因素，可以问"什么情况会造成你的腹痛加重？""你的腹痛在什么情况下会减轻？"

（3）针对症状发作次数可以问"你的腹痛是一直痛还是阵发性的？""你的腹痛发

作几次了？""多久发作 1 次？"

（四）病情发展与演变

1. 内容

主要症状的变化和新症状的出现。

2. 问诊方法

主要问诊主症在性质、程度、持续时间、发生频次、诱因方面有无改变，以及如何改变。出现新症状时，应注意询问时间、发生的时间顺序。

（五）伴随症状

伴随症状是指与主要症状相伴出现的其他症状。伴随症状往往具有重要的诊断和鉴别诊断意义。

一般应用开放式问题，例如，"除了发热，还有其他不适吗？""除了刚才讲的，你还有其他不舒服吗？"当患者明确回答没有其他不适时，仍然要继续进行鉴别症状问诊。

鉴别症状是指对该病具有重要鉴别意义的症状。比如，问诊下腹痛的患者时，虽然患者已经否认还有其他伴随症状，仍然要就"腹泻""尿急、尿频、尿痛""腰痛""血尿"等症状进行问诊，这些症状对鉴别肠炎、尿路感染、尿路结石具有鉴别意义。

鉴别问诊主要采用直接提问法，如"你是否有拉肚子？""你小便的时候感觉疼痛吗？"如果患者否认，这些具有鉴别诊断意义的重要阴性症状也应记录在现病史中。鉴别问诊体现了医生在问诊过程中的诊断思维。

（六）诊治经过

诊治经过是指患者发病后至本次就医前是否看过医生或者自己是否服用过药物，如果看过医生，应问清做过什么检查，结果如何，医生的诊断，服用药物的名称、剂量、疗程及疗效如何。

（七）病后一般情况变化

病后一般情况变化是指自发病以来精神状态、食欲、大小便、睡眠等的变化情况，如果病程比较长，还要询问体重变化。

四、过去史

过去史又称既往史，指本次发病之前的患病经历，包括以下内容。

1. 一般健康情况

既往健康状况是否良好。

2. 曾患疾病

在患者讲述曾患疾病后，应一一询问患者是否患过传染病，如病毒性肝炎、结核病等，常见病如高血压病、糖尿病、冠心病等。在问诊既往史时应注意与现病史的区别。患者自本次发病第一日之后发生的症状都应归入现病史描述，而之前的病症记入既往史。

如果在问诊中发现本次发病之前，患者曾经发生过同样症状，医生应判断之前的症状是否和本次发病属于同一个疾病，如果认为是同一个疾病，则应该把疾病发生时间提前到第一次发病的日期，现病史也应提前到第一次发病开始记述。

例如，一位反复咳嗽、咳痰3月余的患者来诊，医生认为现病史应从3个月前开始记录，但是在既往史问诊时发现，患者5年前就已经出现了反复咳嗽、咳痰的症状，且每年都有发作，医生判断患者本次发病其实是慢性支气管炎的一次急性发作而已。这时，以往的咳嗽、咳痰就不属于既往史，而是现病史。主诉应该修正为"反复咳嗽、咳痰5年，急性发作3个月"。现病史也应该从5年前第一次发病开始记述。

3. 外伤、手术史

常规询问外伤手术史时，应根据现病史进行特别问诊。例如，可疑肠梗阻患者，应询问过去是否有过腹部手术史；可疑癫痫的患者，应询问过去是否有过头部外伤史等。

4. 预防接种史

例如，在新冠疫情流行期间出现发热症状，应询问是否有新冠疫苗接种史等。

5. 过敏史

询问患者对药物、食物和其他接触物是否发生过过敏现象。如果有，应详细询问具体的过敏反应表现和治疗情况；如果无，应明确记录患者否认药物、食物过敏史。

五、系统回顾

系统回顾（review of system，ROS）是指系统性地、完整地回顾患者的资料。

（一）目的

重复询问以防遗漏；全面估计各系统状态，即按照呼吸系统、循环系统、消化系统、泌尿系统、血液系统、内分泌及代谢系统、神经精神系统、肌肉骨骼系统八大系统的顺序逐一进行常见症状问诊；询问患者除了本次发病之外，是否存在目前尚存或者已经痊愈的疾病。所以，系统回顾应该是一次包括既往史、现病史的全面的症状问诊。

（二）系统回顾问诊的方法

1. 按照顺序进行全面问诊

全面问诊即按照呼吸系统、循环系统、消化系统、泌尿系统、血液系统、内分泌及代谢系统、神经精神系统、肌肉骨骼系统的顺序进行问诊,不可遗漏。

2. 问诊各系统重点症状

每个系统选取常见、重要的症状问诊。例如,进行呼吸系统回顾时,应问诊咳嗽、咳痰、呼吸困难、咯血、胸痛等症状,先问目前有无此症状,再问以前是否发生过这种症状。比如,"你有咳嗽的症状吗?""你以前有没有经常咳嗽?""你有胸痛吗?""你以前发生过胸痛吗?"(表 2-1)。

表 2-1　各系统回顾问诊的主要内容

系统名称	系统回顾问诊主要内容
呼吸系统	发热、咳嗽、咳痰、呼吸困难、紫绀、咯血
循环系统	心悸、胸痛、头晕、晕厥、水肿
消化系统	腹痛、腹泻、反酸、嗳气、恶心、呕吐、呕血、黑便、黄疸
泌尿系统	少尿、尿急、尿频、尿痛、腰痛、血尿、排尿困难
血液系统	苍白、头晕、皮肤黏膜出血、淋巴结肿大、肝脾肿大
内分泌及代谢系统	出汗、体重变化、多饮、多尿、月经失调、发育障碍
神经精神系统	失眠、头痛、眩晕、震颤、抽搐、瘫痪、麻木、意识障碍
肌肉骨骼系统	麻木、疼痛、痉挛、萎缩、瘫痪、关节畸形、运动障碍

3. 补充修正

系统回顾时如果问出患者具有某种症状,医生应判断其属于本次发病的伴随症状还是已经痊愈的疾病表现,同时了解与本次发病的因果关系,并根据系统回顾结果,对现病史和既往史进行补充修正。

六、个人史

个人史是指与健康相关的个人历史,包括以下内容。

1. 一般生活史资料(社会经历):包括出生地、居留地与居留时间、教育程度、经济生活、业余爱好、疫区旅游、居留时间等。

2. 职业、工作条件、接触有毒物质的情况。

3. 习惯与嗜好:包括生活卫生习惯、饮食结构和规律、烟酒嗜好、其他异常嗜好、麻醉药品或毒品使用和依赖情况。

4. 冶游史及性病史

(1)冶游史主要指不洁性生活经历,包括嫖娼和婚外性生活。常见性病有淋病、梅毒、尖锐湿疣、艾滋病。

(2)问诊方法:由于此项问诊涉及隐私,问诊时往往会造成尴尬,也常常得不到配合。问诊时应该讲究技巧，太过直接的提问会伤害患者的自尊，提问如果太过委婉含蓄，会因患者误解而答非所问。所以，正确的问诊方法是在提问之前，注意要单独询问患者，不能有家人或第三者在场，同时应向患者说明，为患者坚守秘密是医生的职业操守，不会泄露所有隐私给其他任何人，然后就可以直接提问。问题应该明确不含混，如可以这样问："下边我要问一些有关性生活的隐私问题，我们会为你保守隐私，不会透露给包括你家人在内的任何第三者，请你相信我们，不要隐瞒病史。你以前有过婚外性生活经历吗？""你以前得过什么性病吗？"

七、月经史

育龄女性患者应询问月经史，包括初潮年龄、月经周期、经期天数、经血的颜色和量、有无痛经、白带情况、末次月经日期或绝经年龄。

八、婚姻史

婚姻史包括是否结婚、结婚年龄、配偶健康状况、性生活情况、夫妻关系等内容。

九、生育史

因性别不同，生育史的问诊有所不同。

男性患者询问生育了几个孩子，子女健康状况如何。

女性患者还应询问妊娠次数、生育次数、生产方式（自然生产或剖宫产）、流产次数（自然流产或人工流产）、围生期感染、计划生育（主要指避孕措施）等。

十、家族史

家族史包括以下内容：双亲、兄弟姊妹及子女健康情况，特别是家人中是否患有与患者同样的疾病，有无与遗传相关的疾病，如血友病、地中海贫血、糖尿病、精神病。已经死亡的直系亲属应该询问死亡年龄和原因。如果家族中有多人患有相同病症，可以进行家系调查并绘制家系图。

第三节　问诊的常见问题和注意事项

一、问诊的常见问题

医学生由于基础知识薄弱、临床经验不足，问诊常常表现为以下几种突出的问题。

1. 主症问诊不透彻、不深入、不全面。造成这个问题的关键是医学生对该主症的临床表现掌握不牢固、不全面。很多学生在问诊腹痛时，能问出腹痛部位、时间和性质，但往往遗漏了腹痛的发作频率、诱因、缓解因素、伴随症状，最容易遗漏的内容是腹痛是否具有牵涉痛、腹痛的演变等。

2. 伴随症状和阴性鉴别症状问诊不全。这个问题产生的原因主要与医学生临床知识不全面、诊断思维和鉴别诊断思路狭隘有关。例如，问诊不明原因的发热时，如果只想到了呼吸道感染、消化道感染和泌尿道感染，在鉴别诊断问诊时就只会问患者是否有咳嗽、腹泻、尿频等症状。如果想到了风湿热、痛风发作，就会问诊关节症状。所以，医学生应熟练掌握常见症状的鉴别诊断。

3. 现病史问诊顺序混乱。其原因在于医学生没有按照"起病情况—主症特点—病因诱因—加重及缓解因素—伴随症状—疾病演变—诊疗过程——一般情况"这样的顺序进行问诊，往往是想到什么就问什么。最常见的现象就是，许多学生现病史刚问了几句"你有什么不舒服"之类的问题后，马上就转入诊疗经过的问诊。所以，医学生除了要掌握主症临床特点，也要熟悉相关疾病的鉴别要点，更应该多在临床中经常进行问诊实际训练。

4. 既往史、个人史问诊的问题往往表现为内容不全，容易缺漏，如忘记问诊过敏史、冶游史等。

5. 提问方式单一，较少使用开放式提问。

6. 问诊不熟练，节奏不顺畅，时有卡顿冷场。问诊时忙于记录，疏于和患者眼神交流，有人甚至自始至终不看患者一眼。医学生应训练多用脑记忆的能力，减少笔记，注意倾听患者的叙述。

7. 缺乏人文关怀。许多医学生在问诊时没有对患者的病痛、悲伤、亲人离世等表达关怀之意，对患者在叙述病史中的表现缺乏情感反应。另外，缺少让患者向医生提问的环节，不能有效了解患者的就医目的和迫切诉求。

二、标准化患者问诊的注意事项

标准化患者目前已经广泛应用于问诊训练、各种临床操作技能考试，特别是执业医师考试。医学生在对标准化患者问诊时应该注意以下问题。

1. 标准化患者是由非医学职业的健康志愿者根据病例剧本扮演的患者角色。扮演者的年龄及性别特征并不与脚本患者特征一致。如一位女性志愿者可能扮演一位男童患儿。所以，患者一般项目，如性别、年龄等均需一一询问，不能想当然地默认扮演者的特征。

2. 标准化患者都经过了培训，一般会遵循有问必答、不问不答的原则，不同于真实的患者急于叙述所有的病史，而是往往会有所保留，人为提高问诊难度，故意考察医学生的问诊能力。所以，问诊标准化患者时更应该经常使用开放式提问。如"请你讲讲……的情况。""你是怎样发病的？""还有其他不舒服吗？""这个症状后来有什么变化吗？"

3. 标准化患者可能根据剧本故意设置问诊障碍，考察医学生的问诊技巧，如扮演者故意态度傲慢，刁难或纠缠医学生。

4. 问诊后期容易遗漏询问患者的感受、回答患者提问。

5. 问诊时过分纠结在某个临床表现的问诊方面，导致时间分配不均衡，造成问诊不能完成，或者因时间不够，部分问诊内容太过简略。

第四节　问诊举例

患者，男，32岁。主诉：发热伴鼻塞5天。

西医问诊框架如下。

1. 根据主诉及相关鉴别询问

一般应包含以下5个部分，其中最重要的是主要症状。

（1）发病原因及诱因：从两个方面入手询问。

①精神、心理诱因：包括紧张、郁闷、激动等。

②环境、躯体诱因：包括受凉、劳累、进食不当、饮酒等。

（2）主要症状（主症）：占有主导地位的症状，一定要询问全面。

例如发热。要询问发病时间、季节，发病情况（缓急），病程，程度（热度高低），频度（间歇或持续），有无畏寒、大汗或盗汗等。

（3）次要症状（辅症）：次要的、具有辅助诊断功能的症状，如该病例中的主诉的次要症状是鼻塞。

（4）伴随症状：伴随主要症状、次要症状而出现的其他症状。

（5）一般情况：大小便、睡眠、饮食、体重等变化。

2. 诊疗经过

此项内容主要包括以下两项。

（1）是否到医院就诊；做过哪些检查。做过哪些检查方面，可以根据情况适当拓宽。

（2）治疗情况（用药、手术等）。治疗情况的重点为用药。

3. 其他相关病史

（1）有无药物、食物过敏史。注意无论什么疾病都要询问。

（2）有无相关的其他病史。主要明确既往有无类似发作，此外还要根据病情需要，灵活地询问有无腹部手术史；有无糖尿病／高血压病史、肝病史、结核病史等。

整体西医问诊的过程，一定要条理清楚，层次明确，切忌混乱。

第三章　体格检查技能 ▷▷▷▷

第一节　概　述

一、体格检查的意义

体格检查是医生利用自己的感官或借助于一些简单工具（如听诊器、血压计、压舌板、叩诊锤等）进行人体状况检查的方法。体格检查是获取临床诊断依据的重要手段。

二、体格检查的要求

体格检查的基本要求是内容全面，顺序合理，手法规范准确。

体格检查的要求包括以下方面。

1.应以患者为中心，要关心、体贴患者，体现对患者的人文关怀。医生应有高度的责任感和良好的医德修养。

2.医生应仪表端庄，举止大方，态度诚恳和蔼。检查前，应向患者作自我介绍，说明体格检查的原因、目的和要求，以更好地取得患者的密切配合。检查过程中，应注意避免交叉感染。

3.检查时，医生应站在患者右侧。

4.检查环境应光线明亮，室内温暖，环境安静。

5.检查时应充分暴露被检查部位，检查手法应规范准确，特别是触诊和叩诊的手法。一般触诊用力应柔和，根据患者反应使用恰当的力度，加力不能过猛，不能使用蛮力、暴力。

6.体格检查应按规范的检查顺序进行，避免重复或遗漏。尽量减少反复翻动患者。全身体格检查通常首先进行生命体征检查和一般检查，然后按头、颈、胸、腹、脊柱、四肢和神经系统的顺序进行检查，必要时进行生殖器、肛门和直肠检查。每个部位的检查又通常按照视诊、触诊、叩诊、听诊的顺序进行。为了避免触诊对于肠蠕动等情况的影响，腹部检查通常按照视、听、叩、触的顺序进行。为了避免过多翻动患者，淋巴结检查、部分神经系统检查也可以按躯体分布分散在各部位的检查中分步进行。

7. 体格检查过程中，应注意左、右及相邻部位等的对比。

8. 检查中注意与患者的交流沟通，指令应清晰明白。比如，做墨菲征检查时，应嘱患者"深吸气"；在做面神经系统检查时，应嘱患者"闭眼、鼓腮"。如果患者不懂如何做时，医生应做出动作示范。

9. 检查过程中应注意部位定位、标记和测量。

10. 体格检查考试时，应向考官叙述必要的检查内容与结果。比如，测量血压、心界后，应报告测量结果。心脏听诊时，应报告心率、心律、心音强度，以及有无额外心音、心音分裂及杂音、心包摩擦音等。

三、体格检查的方法

体格检查的方法主要包括视诊、触诊、叩诊、听诊和嗅诊。

（一）视诊

视诊时应注意光线明亮。观察体表形态时，视线应与体表呈 45°。

（二）触诊

触诊可用于检查身体任何部位，在腹部检查时尤为重要。患者取平卧位，双下肢屈曲，使腹肌放松后进行触诊。可取右侧卧位触诊脾脏；取直立位，上身稍前倾来触诊肾脏。触诊时，医生应以整个手掌平放在患者腹部，手应温暖，动作要轻。手过凉或用力过大过猛，可造成腹肌紧张，使触诊检查不能顺利进行。

触诊应先从正常部位开始，逐渐移向病变区域，最后检查病变部位，检查压痛及反跳痛要放在最后进行。一般常规体格检查先从左下腹开始，循逆时针方向，由下而上，先左后右，由浅入深，将腹部各区仔细地进行触诊，并注意比较病变区与健康部位。触诊前应教会患者进行深而均匀的腹式呼吸。检查时要注意患者的表情，尤其是检查压痛、反跳痛等。

1. 浅部触诊法

医生将右手放在被检查部位，以掌指关节和腕关节的运动进行滑动按摸，以触知被检查部位有无触痛或异常感觉。常用于检查皮下结节、肌肉中的包块、关节腔积液、肿大的浅表淋巴结、胸腹壁的病变等。检查时除注意手法轻柔外，还应观察有无压痛、抵抗感及搏动，如有肿块应注意其大小，以及与邻近脏器之间的关系等。

2. 深部触诊法

运用一手或双手重叠在被检查部位逐渐加压向深层触摸，借以了解被检查部位深部组织及脏器状况。本法常用于腹部检查，以了解腹腔及盆腔脏器的病变。

按照检查目的和要求，深部触诊法可采用以下不同的手法。

（1）滑行触诊法：患者应平卧屈膝，放松腹肌，平静呼吸；医生以手掌置于患者腹壁，利用食、中、无名指的掌指运动，向腹部深层滑动触摸，对被触及的脏器或肿块应做上下左右滑动触摸，以了解其形态、大小及硬度等。此法常用于检查胃肠道病变及腹部包块。

（2）深压触诊法：医生以1至3个手指逐渐用力深压被检查部位，以了解有无局限触痛点及反跳痛。

（3）双手触诊法：医生用左手置于被检查部位的背面（腰部）或腔内（阴道、肛门），右手置于腹部，双手相互配合进行触摸。此法可用于检查肝、脾、肾、子宫等脏器。

（4）冲击触诊法：医生用3至4个并拢的指端，稍用力急促地反复冲击被检查局部，通过指端以感触有无浮动的肿块或脏器。此法用于有大量腹水且伴有脏器肿大或肿块的患者。因急促冲击下触诊可使腹水暂时移开而较易触知浮起的脏器或肿块。

（三）叩诊

1. 直接叩诊法

医生的右手食、中、无名指三指并拢，用其掌面直接拍击被检查部位，借助拍击的反响和指下的震动感来判断病变情况的方法称为直接叩诊法。本法适用于胸部和腹部范围较广泛的病变，如胸膜粘连或增厚、大量胸水或腹水、气胸等。

2. 间接叩诊法

本法是最常用的叩诊方法。医生将左手中指作为板指，第二指节紧贴于叩诊部位，其他手指稍微抬起，勿与体表接触；右手中指自然弯曲，指尖与手背垂直，无名指、小指蜷缩于掌心。拇指、食指伸直，使用腕力，用中指指端叩击左手中指第二节指骨的远端。叩击方向应与叩诊部位的体表垂直。叩诊时应以腕关节与掌指关节的活动为主，避免肘关节和肩关节参与叩诊运动。叩击动作要灵活、短促，富有弹性。叩击后右手中指应立即抬起，以免对叩诊音的震动造成阻尼。在同一部位可连续叩击2～3下，短暂停顿后，可重复2～3次。应避免不间断连续快速叩击，以免影响叩诊音的分辨。

3. 常见错误

（1）叩诊中由于左手未离开皮肤，影响叩诊声音的共振。

（2）叩诊不用腕力，而是应用肘关节，甚至肩关节的力量。

（3）叩诊力度不够，声音不够清晰。

（四）听诊

1. 直接听诊法

患者的语音，比较明显的呼吸音、哮鸣音，医生可直接听诊，或将耳朵贴附于被检者的体表上进行听诊，但这种方法所能听到的体内声音很弱。

2. 间接听诊法

间接听诊法是用听诊器进行听诊的一种检查方法。此法方便，听诊效果好，除用于心、肺、腹的听诊外，还可以听取身体其他部位发出的声音，如血管音、皮下气肿音、肌束颤动音、关节活动音、骨折面摩擦音等。

（五）嗅诊

嗅诊是通过嗅觉判断发自患者的异常气味的一种检查方法。异常的气味多来自皮肤、黏膜、呼吸道、胃肠道、呕吐物、排泄物、分泌物、脓液与血液等。但是，个体对气味的感觉差异极大。

四、全身体格检查的基本顺序

全身体格检查要遵循一定的检查顺序，检查应按从头到足的顺序分段进行，如图 3-1 所示。

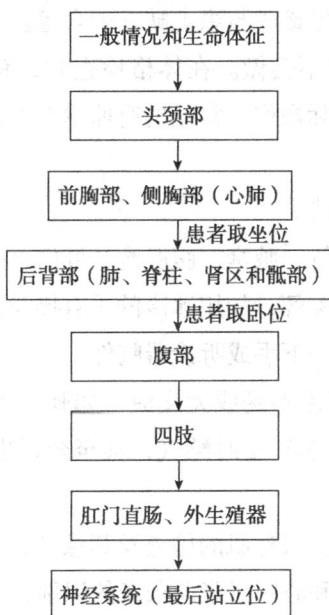

一般情况和生命体征
↓
头颈部
↓
前胸部、侧胸部（心肺）
↓ 患者取坐位
后背部（肺、脊柱、肾区和骶部）
↓ 患者取卧位
腹部
↓
四肢
↓
肛门直肠、外生殖器
↓
神经系统（最后站立位）

图 3-1　全身体格检查的基本顺序

五、系统体格检查中常见的问题

系统体格检查是最重要的临床基本能力之一，对初学者来说是相当困难的，即使记住了条目的内容亦难以达到技艺上的要求，应不断强化，不断完善，重视难点，才能使检查全面系统、重点突出、从容流畅、取舍得当。以下列举全身检查中容易出现的一些问题，供初学者参考，以便形成良好的习惯和正确的思路。

1. 准备不充分，缺乏系统性，缺乏思想准备和组织安排。检查项目遗漏或重复，检查顺序颠倒；缺乏规范系统的训练，对系统体格检查的目的、内容和方法心中无数。

2. 检查器械准备不充分或不会使用，如体温计、听诊器、叩诊锤等。在实际操作中，经常发生听诊器耳件方向不正确或者忘记戴上、血压计袖带位置不准、不会使用叩诊锤等情况。

3. 站位不准确、体位不规范。在进行体格检查时，医生一般站在患者右侧，并指导患者采取恰当规范的体位。如腹部检查时，患者应采取仰卧位并将双下肢屈曲。测量血压时，无论患者取坐位还是卧位，必须注意肘部、血压计水银柱"0"位、心脏的位置等。

4. 左右不对比，检查手法不熟练。

（1）左右对比是体格检查的基本原则之一，由于个体差异，许多检查结果，如呼吸音、心音、脏器大小等缺乏对比性。

（2）手法不规范，重点不突出。如触诊甲状腺时缺乏两手配合，异常呼吸音、啰音、心脏杂音没有鉴别，肝脾触诊时与患者缺乏配合等。

5. 重理论只会背，轻实践不会做。在体格检查时，有些医学生只会动口，不会动手，只会背操作步骤，不会实际操作。常见的有叩诊叩不出声音、找不出胸骨柄、心界叩诊时肋间数不清等。

6. 忽视小细节，善始不善终。

（1）忽视耳、鼻、颈部血管、腋窝、腹股沟、肛门直肠和生殖系统的检查。

（2）忽视对患者的体贴与关怀，如用冰冷的手直接触诊患者，或用冰冷的听诊器胸件直接听诊患者（不知道温暖一下手或听诊器胸件）。

（3）体检过程中与患者交流不畅或无交流。如肺下界移动度叩诊时，患者由于没有理解医生意图，不能在最大潮气量时憋气，甚至全程患者都没有憋气，造成叩诊不准确。

（4）容易忽视的技术难点：眼外肌的检查及其意义、甲状腺触诊、气管移位、语颤改变、心界叩诊、各种呼吸音和心脏舒张期杂音的识别、神经系统检查等。

（5）检查完毕，不感谢患者的配合，不恢复患者最舒适的体位，忘记整理患者的衣服、被褥，以及收拾检查工具等。

7. 当体格检查有新的发现用原有假设不能解释时，应重新仔细问诊，提出新的诊断假设，再做检查。检查中亦应对有疑虑的问题一一解惑，即注意相关的阴性结果，排除可能性小的诊断。临床医生一直流行着一句话，"没有突然出现的病情变化，只有病情变化被突然发现"。这就需要我们提前预警，把这些变化和细节识别出来，防治疾病。

第二节　全身体格检查基本项目

一、一般检查及生命体征检查

1. 准备和清点器械。

2. 自我介绍（说明职务、姓名、检查目的，以取得患者的配合）。

3. 观察发育、营养、面容表情和意识等一般状态。

4. 当患者在场时洗手。

5. 测量体温（腋温测量 10 分钟）。

6. 触诊桡动脉至少 30 秒。

7. 用双手同时触诊双侧桡动脉，检查其对称性。

8. 计数呼吸频率至少 30 秒。

9. 测右上肢血压 2 次。

二、头颈部检查

1. 观察头部外形、毛发分布、异常运动等。

2. 触诊头颅。

3. 视诊双眼及眉毛。

4. 分别检查左右眼的近视力（用近视力表）。

5. 检查下眼睑结膜、球结膜和巩膜。

6. 检查泪囊。

7. 翻转上睑，检查上睑、球结膜和巩膜。

8. 检查面神经运动功能（皱眉、闭目）。

9. 检查眼球运动（检查六个方向）。

10. 检查瞳孔直接对光反射。

11. 检查瞳孔间接对光反射。

12. 检查聚合反射。

13. 观察双侧外耳及耳后区。

14. 触诊双侧外耳及耳后区。

15. 触诊颞颌关节及其运动。

16. 分别检查双耳听力（摩擦手指，或用手表音）。

17. 观察外鼻。

18. 触诊外鼻。

19. 观察鼻前庭、鼻中隔。

20. 分别检查左右鼻道通气状态。

21. 检查上颌窦，注意肿胀、压痛、叩痛等。

22. 检查额窦，注意肿胀、压痛、叩痛等。

23. 检查筛窦，注意压痛。

24. 检查口唇、牙齿、上腭、舌质和舌苔。

25. 借助压舌板检查颊黏膜、牙齿、牙龈、口底。

26. 借助压舌板检查口咽部及扁桃体。

27. 检查舌下神经（伸舌）。

28. 检查面神经运动功能（露齿、鼓腮或吹口哨）。

29. 检查三叉神经运动支（触双侧咀嚼肌，或以手对抗张口动作）。

30. 检查三叉神经感觉支（上、中、下三支）。

31. 暴露颈部。

32. 检查颈部外形和皮肤、颈静脉充盈和颈动脉搏动情况。

33. 检查颈椎屈曲及左右活动情况。

34. 检查副神经（耸肩及对抗头部运动）。

35. 触诊耳前淋巴结。

36. 触诊耳后淋巴结。

37. 触诊枕后淋巴结。

38. 触诊颌下淋巴结。

39. 触诊颏下淋巴结。

40. 触诊颈后淋巴结浅组。

41. 触诊颈前淋巴结。

42. 触诊锁骨上淋巴结。

43. 触诊甲状软骨。

44. 触诊甲状腺峡部。

45. 触诊甲状腺侧叶。

46. 分别触诊左右颈总动脉。

47. 触诊气管位置。

48. 听诊颈部（甲状腺、血管）杂音。

三、前、侧胸部检查

1. 暴露胸部。

2. 观察胸部外形、对称性、皮肤和呼吸运动等。

3. 触诊左侧乳房（四个象限及乳头）。

4. 触诊右侧乳房（四个象限及乳头）。

5. 用右手触诊左侧腋窝淋巴结。

6. 用左手触诊右侧腋窝淋巴结。

7. 触诊胸壁弹性、有无压痛。

8. 检查双侧呼吸动度（上、中、下，双侧对比）。

9. 检查有无胸膜摩擦感。

10. 检查双侧触觉语颤（上、中、下，双侧对比）。

11. 叩诊双侧肺尖。

12. 叩诊双侧前胸和侧胸（自上而下，由外向内，双侧对比）。

13. 听诊双侧肺尖。

14. 听诊双侧前胸和侧胸（自上而下，由外向内，双侧对比）。

15. 检查双侧语音共振。

16. 观察心尖、心前区搏动，切线方向观察。

17. 触诊心尖搏动（两步法）。

18. 触诊心前区。

19. 叩诊左侧心脏相对浊音界。

20. 叩诊右侧心脏相对浊音界。

21. 听诊二尖瓣区（频率、节律、心音、杂音、摩擦音）。

22. 听诊肺动脉瓣区（心音、杂音、摩擦音）。

23. 听诊主动脉瓣区（心音、杂音、摩擦音）。

24. 听诊主动脉瓣第二听诊区（心音、杂音、摩擦音）。

25. 听诊三尖瓣区（心音、杂音、摩擦音）。

（听诊先用膜式胸件，酌情用钟式胸件补充）

四、背部

1. 请患者坐起。

2. 充分暴露背部。

3. 观察脊柱、胸廓外形及呼吸运动。

4. 检查胸廓活动度及其对称性。

5. 检查双侧触觉语颤。

6. 检查有无胸膜摩擦感。

7. 请患者双上肢交叉。

8. 叩诊双侧后胸部。

9. 叩诊双侧肺下界。

10. 叩诊双侧肺下界移动度（肩胛线）。

11. 听诊双侧后胸部。

12. 听诊有无胸膜摩擦音。

13. 检查双侧语音共振。

14. 触诊脊柱有无畸形、压痛。

15. 直接叩诊法检查脊椎有无叩击痛。

16. 检查双侧肋脊点和肋腰点有无压痛。

17. 直接叩诊法检查双侧肋脊角有无叩击痛。

五、腹部

1. 正确暴露腹部。

2. 请患者屈膝，放松腹肌，双上肢置于躯干两侧，平静呼吸。

3. 观察腹部外形、对称性、皮肤、脐及腹式呼吸等。

4. 听诊肠鸣音至少 1 分钟。

5. 听诊腹部有无血管杂音。

6. 叩诊全腹。

7. 叩诊肝上界。

8. 叩诊肝下界。

9. 检查肝脏有无叩击痛。

10. 检查移动性浊音（经脐平面，先左后右）。

11. 用浅部触诊法触诊全腹部（自左下腹开始，逆时针触诊至脐部结束）。

12. 用深部触诊法触诊全腹部（自左下腹开始，逆时针触诊全脐部结束）。

13. 在右锁骨中线上单手触诊法触诊肝脏。

14. 在右锁骨中线上双手触诊法触诊肝脏。

15. 在前正中线上双手触诊法触诊肝脏。

16. 检查肝颈静脉回流征。

17. 检查胆囊点有无触痛。

18. 双手触诊法触诊脾脏。

19. 如未能触及脾脏，嘱患者右侧卧位，再触诊脾脏。

20. 双手触诊法触诊双侧肾脏。

21. 检查腹部触觉（或痛觉）。

22. 检查腹壁反射。

六、上肢

1. 正确暴露上肢。

2. 观察上肢皮肤、关节等。

3. 观察双手及指甲。

4. 触诊指间关节和掌指关节。

5. 检查指间关节运动。

6. 检查上肢远端肌力。

7. 触诊腕关节。

8. 检查腕关节运动。

9. 触诊双肘鹰嘴和肱骨髁状突。

10. 触诊滑车上淋巴结。

11. 检查肘关节运动。

12. 检查屈肘、伸肘的肌力。

13. 暴露肩部。

14. 视诊肩部外形。

15. 触诊肩关节及其周围。

16. 检查肩关节运动。

17. 检查上肢触觉（或痛觉）。

18. 检查肱二头肌反射。

19. 检查肱三头肌反射。

20. 检查桡骨膜反射。

21. 检查霍夫曼（Hoffmann）征。

七、下肢

1. 正确暴露下肢。

2. 观察双下肢皮肤、外形等。

3. 触诊腹股沟区有无肿块、疝等。

4. 触诊腹股沟淋巴结横组。

5. 触诊腹股沟淋巴结纵组。

6. 触诊股动脉搏动。

7. 检查髋关节屈曲、内旋、外旋运动。

8. 检查双下肢近端肌力（屈髋）。

9. 触诊膝关节和浮髌试验。

10. 检查膝关节屈曲运动。

11. 检查髌阵挛。

12. 触诊踝关节及跟腱。

13. 检查有无凹陷性水肿。

14. 触诊双足背动脉。

15. 检查踝关节背屈、跖屈活动。

16. 检查双足背屈、跖屈肌力。

17. 检查踝关节内翻、外翻运动。

18. 检查屈趾、伸趾运动。

19. 检查下肢触觉或痛觉。

20. 检查膝腱反射。

21. 检查跟腱反射。

22. 检查巴彬斯基（Babinski）征。

23. 检查查多克（Chaddock）征。

24. 检查奥本海姆（Oppenheim）征。

25. 检查戈登（Gordon）征。

26. 检查克尼格（Kernig）征。

27. 检查布鲁金斯氏（Brudzinski）征。

28. 检查拉塞格（Lasegue）征。

29. 检查踝阵挛。

八、肛门直肠

仅必要时检查。

1. 嘱患者左侧卧位，右腿屈曲。

2. 观察肛门、肛周、会阴区。

3. 戴上手套，食指涂以润滑剂行直肠指检。

4. 观察指套是否有分泌物。

九、外生殖器检查

仅必要时检查。

1. 解释检查必要性，消除患者顾虑，保护隐私。

2. 确认膀胱已排空，患者仰卧位。

3. 男性：视诊阴毛、阴茎、冠状沟、龟头、包皮。女性：视诊阴毛、阴阜、大小阴唇、阴蒂。

4. 男性：视诊尿道外口。女性：视诊尿道口及阴道口。

5. 男性：视诊阴囊，做提睾反射。女性：触诊阴阜、大小阴唇。

6. 男性：触诊双侧睾丸、附睾、精索。女性：触诊尿道旁腺、巴氏腺。

十、共济运动、步态与腰椎运动

1. 请患者站立。

2. 指鼻试验（睁眼、闭眼）。

3. 检查双手快速轮替动作。

4. 检查闭目难立（Romberg）征。

5. 观察步态。

6. 检查屈腰运动。

7. 检查伸腰运动。

8. 检查腰椎侧弯运动。

9. 检查腰椎旋转运动。

第三节　重点检查内容和方法

一、检查前准备

1. 准备体格检查所需物品：血压计、听诊器、叩诊锤、体温计、秒表、大头针、棉签、电筒、压舌板、直尺、软尺、记号笔。

2. 患者着病服，排清膀胱后，平卧于床上，检查前避免剧烈运动。

3. 医生向患者介绍自己，说明体检目的。

4. 医生洗手。

二、血压测量

1. 血压测量的步骤

（1）测量血压前患者至少休息 5 分钟，测量前半小时禁止吸烟，禁饮浓茶或咖啡，排空小便，避免紧张、焦虑、情绪激动或疼痛。

（2）患者一般采取坐位或平卧位，测量右上臂，全身肌肉放松，不应将过多或太厚的衣袖推卷上去，挤压在袖带之上；肘部应置于右心房同一水平上。

（3）袖带的气囊应环绕上臂的 80%，袖带下缘应在肘横纹上 2.5cm。触摸肱动脉搏动，将听诊器听件置于袖带下肘窝处肱动脉上，轻按使听诊器和皮肤全面接触，不能压得太重。

（4）打开血压计，旋开水银槽开关，关闭气囊阀门，挤压球囊充气，边加压，边听诊肱动脉搏动，观察水银柱压力，应达到使动脉脉搏消失，并再升高 30mmHg，然后慢慢旋开阀门，缓慢放气，使水银柱以恒定的速度缓慢下降（2～4mm/s）。以听到第 1 响血流声音（柯氏音第 I 时相音）时水银柱高度作为收缩压；以声音消失时（第 V 时相音）的水银柱高度为舒张压。儿童、妊娠、严重贫血或主动脉瓣关闭不全等情况下，听诊声音不消失，此时以变音为舒张压。取得舒张压读数后，快速放气至零（0）水平。

（5）重复测 2 次，每次相隔 2 分钟。取两次读数的平均值记录。

2. 血压测量的注意事项

（1）检查血压计：检查水银柱是否在"0"点。

（2）肘部位置：坐位时肩关节呈 45° 外展，保证肘部置于心脏同一水平。

（3）血压计袖带绑扎部位正确、松紧度适宜；袖带均匀紧贴皮肤缠于上臂，其下缘在肘横纹上 2.5cm，肱动脉表面。

（4）听诊器膜件放置前，应触摸肱动脉。不能置于肘窝中央，而是肱动脉搏动处（一般位于肘窝内侧）。

（5）测量过程流畅，水银柱下降速度控制恰当，边充气边听诊肱动脉搏动。

三、眼部检查

1. 眼球运动检查方法

医生置目标物如棉签或手指尖于患者眼前 30～40cm，嘱患者头部不动，眼球随目标物方向移动，一般按左、左上、左下，右、右上、右下 6 个方向的顺序进行。

2. 对光反射检查方法

（1）直接对光反射检查法：是将光源直接照射患者的瞳孔，观察瞳孔的变化。

（2）间接对光反射检查法：是指光线照射一眼时，另一眼瞳孔立即缩小，移开光线，瞳孔扩大。间接对光反射检查时，应以一手挡住光线，以防光线照射到要检查的眼睛而形成直接对光反射。

3. 眼球震颤检查方法

嘱患者头部不动，眼球随医生的手指所示方向垂直、水平运动数次，观察眼球是否出现一系列有规律的快速往返。

四、面神经运动功能检查

检查面部表情肌时，首先观察两侧面部是否对称，包括前额皱纹、眼裂、鼻唇沟和口角是否相等。然后嘱患者做抬额、皱眉、闭眼、露齿、鼓腮和吹哨等随意动作。检查时可以向患者示范诸动作。

五、浅表淋巴结检查

1. 颈部淋巴结检查

检查时，嘱患者头稍低，或偏向检查侧，放松肌肉，以利于触诊。医生以手指紧贴检查部位，由浅及深进行滑动触诊。

一般顺序：耳前、耳后、乳突区、枕骨下区、颈后三角、颈前三角。

2. 腋窝淋巴结检查

检查腋窝时，医生面对患者，以右手触诊患者的左侧腋窝，左手检查右侧腋窝。医生一手拉起患者的前臂稍外展，外展不应太过，尽量使腋窝肌群放松。医生将另一手四指并拢，手指指腹分别从患者的腋窝压向胸壁、肱骨、胸大肌、肩胛骨及肩峰5个方向，检查腋窝内外、前后及顶部5个组群的淋巴结。

3. 锁骨上淋巴结检查

患者取坐位或仰卧位，头部稍向前屈；医生用左手触其右侧，右手触其左侧，由浅部逐渐触摸至锁骨后深部。

4. 腹股沟淋巴结检查

患者取平卧位，医生站在其右侧，右手四指并拢，以指腹触及腹股沟，由浅及深滑动触诊，先触摸腹股沟韧带附近水平组淋巴结，再触摸腹股沟大隐静脉处的垂直组淋巴结。左右腹股沟对比检查。

检查淋巴结时应同时叙述部位、大小、质地、数量、活动度、有无粘连、有无压痛、局部皮肤变化等。

六、甲状腺检查

甲状腺检查包括视诊、触诊、听诊。

1. 甲状腺视诊

嘱患者双手放于枕后，头后仰。注意甲状腺有无肿大、是否对称。

2. 甲状腺触诊

医生可在患者前面或后面检查。

（1）甲状腺峡部触诊：医生站于患者前面，用拇指（若站于患者后面用食指）从胸骨上切迹向上触摸，可触到气管前软组织，判断有无增厚，此时请患者做吞咽动作，可感到此软组织在手指下滑动，判断有无增大和肿块。

（2）甲状腺侧叶触诊

①从前面触诊：医生立（坐）于患者对面，一手拇指施压于患者一叶甲状软骨，将气管推向对侧，另一手食、中指在对侧胸锁乳突肌后缘向前推挤甲状腺侧叶，拇指在胸锁乳突肌前缘触诊，患者配合做吞咽动作，重复检查，可触及被推挤的甲状腺。用同样

方法检查另一叶甲状腺。注意在前位检查时，医生拇指应交叉检查对侧，即右手拇指检查左侧，左手拇指检查右侧。

②从后面触诊：患者取坐位，医生站在其后面，一手食、中指施压于患者一叶甲状软骨，将气管推向对侧，另一手拇指在对侧胸锁乳突肌后缘向前推挤甲状腺，食、中指在甲状腺前缘触诊甲状腺。患者再配合做吞咽动作，重复检查。用同样方法检查另一侧甲状腺。

3. 听诊

用听诊器膜件分别置于甲状腺左右叶上，听诊甲状腺有无血管杂音。

4. 注意事项

（1）甲状腺触诊应结合吞咽动作，检查甲状腺的活动度。

（2）检查中应描述的检查内容：甲状腺肿大程度、对称性、硬度、表面光滑或有无结节、压痛感、震颤等。

七、气管检查

检查时让患者取舒适坐位或仰卧位，使颈部处于自然正中位置，医生将食指与无名指分别置于两侧胸锁关节上，然后将中指置于气管之上，观察中指是否在食指与无名指中间，或以中指置于气管与两侧胸锁乳突肌之间的间隙，据两侧间隙是否等宽来判断气管有无偏移。

八、外周血管检查

1. 脉搏检查

测试脉率、脉律方法正确。医生以食指、中指、无名指指腹平放于患者手腕桡动脉处，感知脉搏的脉率、节律、紧张度和动脉壁弹性、强弱和波形变化。

2. 毛细血管搏动征检查

用手指轻压患者指甲末端或以玻片轻压患者口唇黏膜，可使局部发白，观察是否有与心跳节律一致的红白交替现象。

3. 水冲脉检查

握紧患者手腕掌面，食指、中指、无名指指腹触于桡动脉上，遂将其前臂高举超过头部，医生感觉桡动脉的脉搏。

4. 射枪音检查

在外周较大动脉表面（常选择股动脉），轻放听诊器胸件，可闻及与心跳一致短促如射枪的声音。

九、胸部视诊

1. 能指出胸部体表主要骨骼标志（肋脊角、剑突、胸骨角、肋间隙）、主要垂直标志线（锁骨中线、腋前线、肩胛线）及主要自然陷窝（锁骨上窝、锁骨下窝、胸骨上窝、腋窝）。

2. 叙述胸廓外形，是否有桶状胸、扁平胸，肋间隙是否饱满，乳房是否对称，脊柱形态等。

3. 叙述呼吸频率、呼吸节律。

十、胸（肺）部触诊

1. 胸部（廓）扩张度检查

采用双手触诊方法。医生两手置于患者胸廓下面的前侧部，左右拇指分别沿两侧肋缘指向剑突，拇指尖在前正中线两侧对称部位，两手掌和伸展的手指置于前侧胸壁。或可取后胸廓扩张度进行测定，将两手平置于患者背部，约于第10肋骨水平，拇指与中线平行，并将两侧皮肤向中线轻推。嘱患者做深呼吸，观察比较两手感触到胸廓的活动度情况。

2. 语音震颤检查

医生将左右手掌的尺侧缘轻放于患者两侧胸壁的对称部位，然后嘱患者用同等强度重复轻发 "yi" 长音。医生可示范发 "yi" 音。从肺尖开始，自上至下、从内到外比较两侧相应部位两手感触到语音震颤的异同、增强或减弱。

3. 胸膜摩擦感检查

医生双手掌轻贴双侧胸壁腋中线 5 ～ 7 肋间，嘱患者反复深呼吸。如有摩擦感，可嘱患者屏气，以区别心包摩擦感。

十一、胸（肺）部叩诊

1. 胸（肺）部叩诊内容

整体叩诊，肺上界叩诊，肺下界叩诊，肺下界移动度叩诊。

2. 检查顺序正确

首先采用直接叩诊法检查前胸、侧胸，再用间接叩诊法检查，由锁骨上窝开始，自第1肋间隙从上至下逐一肋间隙进行叩诊。

其次检查侧胸壁。嘱患者举起上臂置于头部，自腋窝开始向下叩诊至肋缘。

最后叩诊背部，嘱患者向前稍低头，双手交叉抱肘，自上至下进行叩诊。叩诊时应左右、上下、内外对比叩音的变化。

3. 直接叩诊法

医生用中指掌侧或将手指并拢以其指尖对患者的胸壁进行叩击。

4. 肺上界叩诊

肺上界即肺尖的宽度,其内侧为颈肌,外侧为肩胛带。叩肺上界时,患者取坐位,医生立于其身后,用指指叩诊,自斜方肌前缘中央部开始叩诊,此音为清音,逐渐向外侧叩诊,当音响变为浊音时,用笔做一记号。然后转向内侧叩诊,直到清音变为浊音为止。浊音之间的宽度即肺尖的宽度,正常人为 4 ~ 6cm。

5. 肺下界叩诊

肺下界通常在右侧锁骨中线、腋中线和双侧肩胛线上叩诊肺下界。嘱患者平静呼吸,从肺野的清音区(一般前胸从第 2 或第 3 肋间隙,后胸从肩胛线第 8 肋间隙)开始叩诊,向下叩至浊音。正常人平静呼吸时在锁骨中线、腋中线和肩胛线上,肺下界分别是第 6、第 8 和第 10 肋间隙。

6. 肺下界移动度

(1)患者在平静呼吸时,医生先于患者肩胛线叩出肺下界的位置,然后嘱患者做深吸气后并屏住呼吸的同时,沿该线继续向下叩诊,当由清音变为浊音时,即为肩胛线上肺下界的最低点。

(2)当患者恢复平静呼吸时,再嘱其做深呼气并屏住呼吸,然后由上向下叩诊,直至清音变为浊音,即为肩胛线上肺下界的最高点。

(3)测量并讲述最高至最低点之间距离,即为肺下界移动度。

十二、胸部(肺)听诊

1. 听诊方法、内容及顺序

用听诊器膜件听诊,顺序一般由肺尖开始,自上而下,分别检查前胸部、侧胸部和背部,而且要在上下、左右对称部位进行对比。叙述呼吸音是否正常,有无异常呼吸音、啰音。

2. 胸膜摩擦音检查

听诊器放在两侧腋中线第 5、6、7 肋间,嘱患者深呼吸。

3. 听觉语音检查

嘱患者以耳语的声音说出"1,2,3",医生用听诊器膜件听诊。

4. 注意事项

胸部听诊每个部位应至少听诊 1 ~ 2 个呼吸全周期,而且应在平静呼吸之后,嘱患者适度深呼吸。胸膜摩擦音听诊时,应嘱患者深呼吸。

十三、心脏视诊

1. 心脏视诊方法

患者取仰卧位,暴露胸,医生在其右侧。开始时医生视线与患者胸廓同高,观察心前区有无隆起及异常搏动。然后视线逐步高于胸廓，全面观察心前区。

2. 观察心前区隆起

有凹陷、心尖搏动、心前区异常搏动 3 个主要内容，并能指出其部位。

十四、心脏触诊

1. 心尖搏动触诊方法

医生右手掌置于患者心前区开始触诊，然后逐渐以手掌尺侧小鱼际或食指、中指、无名指并拢，以指腹进行触诊。触诊时手掌按压力度适当。表述搏动所在体表位置。

2. 震颤触诊

用手掌或手掌尺侧小鱼际肌平贴于心前区各个部位，以触知有无微细的震动感。

3. 心包摩擦感触诊

用上述触诊手法在心前区胸骨左缘第 4 肋间触诊。说出能使触诊满意的条件（前倾位、收缩期、呼吸末、屏住呼吸）。

十五、心脏间接叩诊

1. 叩诊手法

医生以左手中指为叩诊板指，平置于心前区拟叩诊的部位。或患者取坐位时，板指与肋间垂直；当患者平卧时，板指与肋间平行。

2. 心脏叩诊顺序

（1）先叩左界，后右界，由下而上，由外向内。

（2）左界在心尖搏动处（一般为第 5 肋间）外侧 2～3cm 处开始叩诊，由外向内闻及由清变浊时做标记，逐个肋间向上，直至第 2 肋间。

（3）右界叩诊，先叩出肝上界，然后于其上一肋间由外向内，逐一肋间向上叩诊，直至第 2 肋间。

（4）测量各标记点与胸骨中线的垂直距离（表 3-1）。

表 3-1　正常心脏相对浊音界

右界（cm）	肋间	左界（cm）
2～3	2	2～3
2～3	3	3.5～4.5
3～4	4	5～6
	5	7～9

注：左锁骨中线距胸骨中线为 8～10cm。

十六、心脏听诊

1. 正确指出心脏瓣膜各听诊区的位置。

2. 听诊顺序正确：从二尖瓣区听诊区开始，依次为肺动脉区、主动脉区、主动脉第二听诊区、三尖瓣区，以逆时针方向或呈倒"8"字的顺序听诊。心尖部听诊至少30秒。

3. 叙述心脏听诊主要内容有心率、心律、正常心音、心音改变、额外心音、心脏杂音、心包摩擦音等。

十七、腹部视诊

1. 腹部的体表标志

肋弓下缘、腹上角、腹中线、腹直肌外缘、髂前上棘、腹股沟、脐及分区（4区法、9区法），表述正确并正确指出位置。

2. 腹部视诊方法

（1）患者取平仰卧，充分暴露全腹，双腿屈曲；医生在其右侧。嘱患者放松腹肌。

（2）医生视线与患者腹平面同水平，自侧面切线方向观察。

（3）最后提高视线自上而下视诊全腹。

3. 视诊主要表述内容

（1）腹部外形、膨隆、凹陷、腹壁静脉、皮疹、腹纹、瘢痕、脐、疝。

（2）呼吸运动、胃肠型和蠕动波、上腹部搏动。

十八、腹部听诊

1. 将听诊器胸件置于腹壁上，全面地听诊各区。脐旁听诊1分钟，听取肠鸣音。

2. 听腹部血管杂音。

3. 听振水音。

十九、腹部叩诊

1. 叩诊手法

一般常用间接叩诊法。

2. 全腹叩诊

自左下腹开始逆时针方向进行全腹叩诊，腹部叩诊音为鼓音。

3. 移动性浊音叩诊

让患者仰卧，自腹中部开始，先向左侧腹部叩诊，出现浊音时，板指手不离开腹壁，令患者右侧侧卧，使板指在腹的最高点，再叩诊，如有腹水，浊音消失呈鼓音；接着向右侧腹部叩诊，叩诊音由鼓音变为浊音时，再令患者左侧卧位，叩诊音变为鼓音。这种因体位不同而出现的浊音区变动现象称为移动性浊音。

4. 膀胱叩诊

叩诊在耻骨联合上方进行，当膀胱充盈时，自脐向下叩，当鼓音变为浊音时即为膀胱浊音界，排尿后可转为鼓音。

5. 肝区叩击痛、脊肋角叩击痛检查

检查时，医生用左手掌平放在患者肝区、脊肋角处，右手握拳用轻到中等的力量叩击左手背。

6. 肝浊音界上界叩诊

沿右锁骨中线，由肺区向下叩至腹部。当由清音转为浊音时即为肝上界。

二十、腹部触诊

1. 触诊手法、顺序

（1）患者平卧，下肢屈曲，张口呼吸，放松腹部肌肉。医生立于患者的右侧，前臂应在腹部表面同一水平，先以全手掌放于腹壁上，使患者适应片刻，并感受腹壁紧张程度，然后以轻柔动作开始触诊。下压腹壁 1 ～ 2cm。

（2）从左下腹开始，逆时针方向进行触诊。触诊时手指必须并拢，应避免用指尖猛戳腹壁。

（3）检查每个区域后，医生的手应提起并离开腹壁，不能停留在整个腹壁上移动。

（4）同样方法，以深部触诊法触诊全腹，腹部下压深度在 3cm 以上。

（5）叙述腹肌是否紧张，有无压痛、反跳痛，腹部是否出现包块。

2. 液波震颤

患者平卧，双腿屈曲，放松腹壁。医生以一手掌面贴于患者一侧腹壁，另一手四指并拢稍屈曲，用指端叩击对侧腹壁或指端冲击腹壁。为防止腹壁本身的震动传至对侧，可让另一人以手掌尺侧缘压于脐部腹中线上。

3. 反跳痛

医生用手触诊患者腹部出现压痛后，手指可于原处稍停片刻，使压痛感觉趋于稳定，然后迅速将手抬起，离开腹壁，患者感觉腹痛骤然加重，为反跳痛阳性。

二十一、肝脏触诊

1. 触诊方法

触诊时，患者处于仰卧位，两膝关节屈曲，使腹壁放松，并做较深腹式呼吸以使肝脏上下移动。医生立于患者右侧，用单手或双手触诊。单手触诊法较为常用。医生将右手四指并拢，掌指关节伸直，食指、中指末端与肋缘大致平行地放在患者右侧腹部，沿右侧锁骨中线，从髂前上棘连线的水平开始触诊，随患者呼气时，手指压向腹壁深部，吸气时，手指缓慢抬起，朝肋缘向前向上迎触下移的肝缘。如此反复进行，手指逐渐向肋缘移动，直到触及肝缘或肋缘为止，需在右锁骨中线上及前正中线上，分别触诊肝缘，并在平静呼吸时分别测量其与肋缘或剑突根部的距离，以厘米表示。

2. 注意事项

（1）触诊最敏感的部位是食指前端的桡侧，并非指尖端，故应主要以食指和中指前外侧指腹接触肝脏。

（2）检查腹肌发达者时，右手宜置于腹直肌外缘稍外处向上触诊，否则肝缘易被掩盖或将腹直肌肌腱误划为肝缘。

（3）触诊肝脏需密切配合呼吸动作，于吸气时手指上抬速度一定要落后于腹壁的抬起，而呼气时手指应在腹壁下陷前提前下压，这样就可能有两次机会触及肝缘。

（4）触诊应自髂前上棘平面开始，逐步向上，以免遗漏明显长大的肝脏。

（5）如遇腹水患者，深触诊法不能触及肝脏时，可应用浮沉触诊法，即用并拢的三个手指垂直在肝缘附近连续冲击式触诊数次，排开腹水后常可触及肝脏。

（6）鉴别易误认为肝下缘的其他腹腔内容，如横结肠为横行索条状物，可用滑行触诊法于上腹部或脐水平触到，与肝缘感觉不同。

二十二、脾脏触诊

1. 医生左手绕过腹前方，手掌置于左腰部第 7 ～ 10 肋处，试将脾脏从后向前托起，右手掌平放于脐下，与肋弓大致成垂直方向，与呼吸配合触向左侧肋弓中点方向，以手指弯曲的力量下压腹壁，直至触及脾缘。

2. 当平卧位触诊不到脾脏时，嘱患者取右侧卧位，右下肢伸直，左下肢屈曲，此时用双手触诊法。

3. 描述脾脏大小：常将脾肿大分为轻、中、高三度。深吸气时，脾缘不超过肋下 2cm，为轻度肿大；超过 2cm 至脐水平线以上，为中度肿大；超过脐水平线或前正中线则为高度肿大，即巨脾。

二十三、神经反射检查

1. 浅反射

浅反射主要有角膜反射、腹壁反射和提睾反射。

（1）角膜反射：嘱患者睁眼向内侧注视，医生以捻成细束的棉絮从患者视野外接近并轻触其外侧角膜，正常反应为双侧出现眼睑闭合反应。

（2）腹壁反射：患者仰卧，下肢稍屈曲，使腹壁松弛，然后用钝头竹签分别沿肋缘下、脐水平线及腹股沟上的平行方向，由外向内轻划腹壁皮肤。正常反应可见受刺激部位局部腹肌收缩。

（3）提睾反射：医生用竹签由下而上轻划患者股内侧上方的皮肤，正常可引起同侧睾提肌收缩，睾丸上提。

2. 深反射

（1）肱二头肌反射：患者前臂屈曲 90°，医生以左手拇指置于患者肘部肱二头肌肌腱上，然后右手持叩诊锤叩左手拇指指甲，可使肱二头肌收缩，引出屈肘动作。

（2）膝反射：坐位检查时，患者小腿完全松弛下垂（仰卧位检查时，患者仰卧，医生以左手托起其膝关节使之屈曲约 120°），医生右手持叩诊锤叩患者膝盖髌骨下方股四头肌肌腱，可引出小腿伸展。

（3）跟腱（踝反射）反射：患者仰卧，髋及膝关节稍屈曲，下肢取外旋外展位。医生左手将患者足部背屈成直角，以叩诊锤叩击其跟腱，正常反应为腓肠肌收缩，足向跖面屈曲。

二十四、脑膜刺激征检查

1. 颈强直

患者去枕仰卧，颈部放松。医生左手托患者枕部，右手置于其前胸上部，以左手力量托起患者枕部做屈颈动作。

2. Kernig 征

患者仰卧，医生抬起患者一侧下肢，屈膝、屈髋各成 90°，医生左手按住患者膝关节，右手将其小腿抬高至伸膝，正常人膝关节可伸达 135° 以上，若伸膝受阻，下肢屈肌痉挛或疼痛为阳性。

3. Brudzinski 征

患者仰卧，双下肢伸直。医生在其右侧，右手按于患者胸前，左手托起其枕部，做头部前屈动作时，观察双膝关节是否会有屈曲状。

二十五、病理反射检查

1. Babinski 征

医生用竹签沿患者足底外侧缘，由后向前划至小趾跟部并转向内侧，阳性反应为踇趾背伸，余趾呈扇形展开。

2. Oppenheim 征

医生用拇指及食指沿患者胫骨前缘用力由上向下滑压，阳性表现同 Babinski 征。

3. Gordon 征

医生用手以一定力量捏压患者腓肠肌中部，阳性表现同 Babinski 征。

4. ChaddocK 征

医生用竹签在患者外踝下方足背外缘，由后向前划至跖趾关节处，阳性表现同 Babinski 征。

第四章 常用穿刺技能 ▷▷▷▷

第一节 胸腔穿刺术

【目的】

检查胸腔积液的性质、抽吸减压或胸腔内用药。

【适应证】

1. 诊断原因未明的胸腔积液，可做诊断性穿刺，做胸腔积液涂片、细菌培养、细胞学和生化学检查，以明确病因。

2. 治疗胸腔积液、气胸产生的压迫症状，可抽液或抽气以减压；急性脓胸或恶性肿瘤侵及胸膜引起的积液，可抽液或胸腔注入药物。

3. 胸腔灌洗治疗。

【禁忌证】

1. 有凝血机制障碍出血倾向。

2. 血小板少于 60×10^9/L。

3. 严重衰竭者。

【术前准备】

1. 了解、熟悉患者病情。

2. 与患者及家属谈话，告知检查的目的、大致过程、可能出现的并发症等，并签署知情同意书。

3. 器械准备：胸腔穿刺包（注意有效日期）、无菌胸腔引流管及引流瓶、皮肤消毒剂、局麻药，以及无菌棉签、手套、洞巾、注射器、纱布及胶布。

4. 术者熟悉操作步骤，戴帽子、口罩。

【操作步骤】

1. 患者取坐位，面向椅背，两前臂置于椅背上，前额伏于前臂，自然呼吸。卧床者可取半坐位，患侧前臂上举抱于枕部。

2. 穿刺点可行超声定位，或选在胸部叩实音最明显部位进行。一般取肩胛下角线或腋后线第 7～8 肋间，也可选腋中线第 6～7 肋间或腋前线第 5 肋间为穿刺点。包裹性积液最好结合 X 线或超声定位，以确保穿刺成功。气胸患者选择锁骨中线第 2 肋间或腋中线第 4～5 肋间。

3. 打开胸腔穿刺包，戴无菌手套，检查器械、穿刺针是否漏气、是否通畅。

4. 常规消毒皮肤，覆盖无菌洞巾。

5. 穿刺点应选择靠近肋骨的上缘，用 2% 利多卡因局部麻醉，先注射皮下出现橘皮样皮丘改变，然后自皮下至胸膜层进行逐层麻醉。每次进针后先抽吸，确定无回血，再推注麻药。当穿刺针突破胸膜时，有一个轻微的突破感，且回抽时见到胸腔积液（或气体）进入针管。拔出注射器。局部按压止血。

6. 术者关闭穿刺针接管管夹，以左手食指与中指固定穿刺部位的皮肤，右手将穿刺针在穿刺点缓缓刺入，边进针边观察，当针锋抵抗感突然消失时，表明已穿入胸膜腔，回抽见胸腔积液，说明已经进入胸膜腔。助手用止血钳协助固定穿刺针，以防刺入过深，损伤肺组织。穿刺针可应用三通穿刺针或较粗的长针后接胶皮管，穿刺前应关闭三通针，先将胶皮管用止血钳夹住，然后进行穿刺。穿入胸膜腔后再转动三通活栓使其与外界相通，或松开胶皮管止血钳，抽取胸腔积液。

7. 诊断性穿刺时，抽取胸腔积液适量，留取标本送检。减压穿刺时，可连续多次用大号注射器抽出胸腔积液，弃入专门准备的废物桶内。

8. 抽液结束后拔出穿刺针，伤口消毒后覆盖无菌纱布，胶布固定。

【术后处理】

1. 术后嘱患者取卧位或半卧位休息半小时，测血压并观察病情有无变化，注意有无气胸、出血等并发症发生。

2. 根据临床需要填写检验单，分送标本。

3. 清洁器械及操作场所。

4. 做好穿刺记录。

【注意事项】

1. 胸腔穿刺前应向患者说明胸腔穿刺的目的，消除其顾虑。

2. 操作过程中应密切观察患者的反应，如出现头晕、面色苍白、出汗、心悸、胸闷、昏厥等胸膜反应，或者出现连续咳嗽、气短、咯泡沫痰等，应马上停止操作，皮下注射 0.1% 肾上腺素 0.3 ～ 0.5mL，并给予其他对症治疗。

3. 抽液不宜过快过多。诊断性抽液 50 ～ 100mL 即可。减压抽液，首次不超过 600mL，以后每次不超过 1000mL。如为脓胸，则应尽量抽尽。检查肿瘤细胞，至少需要 100mL，并应立即送检，以免细胞自溶。

4. 严格无菌操作，操作中要始终保持胸膜负压，防止空气进入胸腔。

5. 避免在第 9 肋间以下穿刺，以免穿透膈肌，损伤腹腔脏器。进针部位沿肋骨上缘，以免损伤肋间血管。

6. 对于恶性胸腔积液，可注射抗肿瘤药物或硬化剂诱发化学性胸膜炎，促使脏层与壁层胸膜粘连，闭合胸腔。

7. 操作前、后测量患者生命体征，操作后嘱患者卧位休息 30 分钟。

8. 操作后注意要按照规定正确清理医疗废物和锐器。

第二节　腹腔穿刺术

【目的】

检查腹腔积液的性质、抽吸减压或腹腔给药。

【适应证】

1. 诊断未明的腹部损伤、腹腔积液，可做诊断性穿刺。

2. 大量腹腔积液致腹部胀痛或呼吸困难时，可穿刺放液以缓解症状。

3. 某些疾病如腹腔感染、肿瘤、结核等，可以腹腔给药治疗。

【禁忌证】

1. 有凝血机制障碍，血小板少于 60×10^9/L。

2. 严重肠胀气。

3. 妊娠后期。

4. 巨大卵巢囊肿。

5. 严重衰竭者。

6. 肝性脑病先兆者禁忌腹腔穿刺放水。

【术前准备】

1. 了解、熟悉患者病情。

2. 与患者及家属谈话，告知检查目的、大致过程、可能出现的并发症等，并签署知情同意书。

3. 术前嘱患者排尿以防穿刺损伤膀胱。

4. 器械准备：腹腔穿刺包（注意有效期）、消毒剂、局麻药，以及无菌棉签、手套、洞巾、注射器、纱布及胶布。

5. 术者熟悉操作步骤，戴口罩、帽子。

【操作步骤】

1. 根据病情和需要可取平卧位、半卧位或稍左侧卧位，并尽量使患者舒适，以便能耐受较长的手术时间。

2. 选择适宜的穿刺点。①左下腹部脐与髂前上棘连线的中、外 1/3 交点处，此处穿刺不易损伤腹壁动脉。②侧卧位穿刺点选在脐水平与腋前线或腋中线交叉处较为安全，常用于诊断性穿刺。③脐与耻骨联合连线的中点上方 1cm，稍偏左或偏右 1～1.5cm 处，无重要器官且易愈合。④少数积液或包裹性积液，可在 B 超引导下定位穿刺。

3. 打开穿刺包，戴无菌手套，穿刺部位常规消毒及盖洞巾，用 2% 利多卡因自皮肤至腹膜壁层做局部麻醉。

4. 术者夹闭穿刺针胶管，用左手固定穿刺部位皮肤，右手持针经麻醉处垂直刺入腹壁皮肤，然后在皮下倾斜 45°～60° 进针 1～2cm 后再垂直穿刺至腹膜层，待针头抵抗感突然消失时，表示针头已穿过腹膜壁层。这种"之"字形穿刺路径可预防拔针后由于腹腔压力高而造成针口渗液。打开管夹，即可抽取腹腔积液，并将抽出液放入试管中送检。做诊断性穿刺时，可直接用 20mL 或 50mL 注射针及适当针头穿刺抽取腹腔积液。大量放液时，可用 8 号或 9 号针头，并在针尾接一橡皮管放液，用输液夹调节放液速度。记录腹腔积液抽出量并送化验检查。注意放液时不宜过多过快，一般初次不宜超过 1000mL，肝硬化患者一般一次放液不宜超过 3000mL。

5. 放液后应拔出穿刺针，伤口消毒后覆盖无菌纱布，再用胶布固定。

【术后处理】

1. 术后嘱患者平卧休息 1～2 小时，避免穿刺侧卧位。测量血压并观察病情有无变化。

2. 根据临床需要填写检验单，分送标本。

3. 清洁器械及操作场所。

4. 做好穿刺记录。

【注意事项】

1. 术中应随时询问患者有无头晕、恶心、心悸等症状，并密切观察患者的呼吸、脉搏及面容等，若有异常应停止操作，并做适当处理。

2. 大量放液后应束以多头腹带，以防腹压骤降，内脏血管扩张，引起休克。

第三节　骨髓穿刺术

【目的】

抽取骨髓做骨髓细胞学、细菌或寄生虫检查。

【适应证】

1. 各种血液病、骨髓转移瘤的诊断、治疗及疗效观察。

2. 放化疗骨髓抑制期的造血功能观察。

3. 骨髓病原体检查。

4. 骨髓移植。

【禁忌证】

血友病。

注意：血小板减少不是骨髓穿刺的禁忌证。

【术前准备】

1. 了解、熟悉患者病情。

2. 与患者及家属谈话，告知检查目的、检查过程及可能发生的情况，并签署知情同意书。

3. 器械准备：骨髓穿刺包（注意有效日期）、消毒剂、局麻药，以及无菌棉签、手套、洞巾、注射器、纱布及胶布。

4. 术者熟悉操作步骤，戴口罩、帽子。

【操作步骤】

1. 选择穿刺部位。①髂前上棘穿刺点：位于髂前上棘后 1～2cm 的髂嵴上。②髂后上棘穿刺点：位于骶椎两侧，臀部上方突出的部位。③胸骨穿刺点：胸骨柄或胸骨体相当于第 1、2 肋间隙的位置（适用于婴幼儿）。④腰椎棘突穿刺点：位于腰椎棘突突出处。

2. 体位：选择胸骨和髂前上棘为穿刺点时，患者取仰卧位；选择髂后上棘或腰椎棘突为穿刺点时患者取坐位、俯卧位或侧卧位。

3. 术者戴无菌手套，常规消毒局部皮肤，盖无菌洞巾，用2%利多卡因做局部皮肤、皮下及骨膜麻醉。

4. 估计穿刺深度，将骨髓穿刺针固定器固定在适当的长度位置上（胸骨穿刺约1cm，髂骨穿刺约1.5cm）。其后术者以左手拇指和食指固定穿刺部位，右手持针向穿刺点骨面垂直刺入（胸骨穿刺时，应保持针体与胸骨成30°～40°角）。针尖接触骨质后，左右旋转针体，缓慢钻刺，当感到阻力减小、穿刺针在骨内固定时，表示针尖已突破骨皮质进入骨松质，再刺入0.5cm深度即可。

5. 拔出针芯，放在无菌盘内，接上20mL无菌干燥注射器（注射器应先期抽进一段空气，以供观察骨髓抽吸情况），用适当力量抽吸适量骨髓液送检（首先应抽吸0.1～0.2mL用作制备骨髓涂片；若需做骨髓细菌培养或造血干细胞培养，应在制备骨髓涂片后再抽吸1～2mL骨髓液送检）。

6. 抽取的骨髓液滴在载玻片上，迅速做涂片数张备用；再抽吸骨髓液若干毫升供其他骨髓细胞学检查使用。

7. 若未能抽出骨髓液，应再插入针芯，稍加旋转针体，或再钻入少许或退出少许，拔出针芯，再行抽吸。若仍抽不出骨髓液，则应考虑更换部位穿刺或做骨髓活组织检查术。

8. 抽吸完毕，插入针芯。左手取无菌纱布置于针孔处，右手将穿刺针一起拔出，随即将纱布盖住针孔，并按压1～2分钟，伤口消毒后再用胶布将无菌纱布加压固定。

【术后处理】

1. 术后应嘱患者静卧休息，同时做好标记并送检骨髓片，清洁穿刺场所，做好穿刺记录。

2. 第一次抽取的骨髓液宜用于涂片，抽取量不能超过0.2mL，多则骨髓易稀释，致骨髓细胞检查不够准确，故抽液的力量不能过猛。

3. 抽取骨髓和涂片要迅速，以免凝固。需同时做周围血涂片，以做对照。

【注意事项】

1. 术前应做止血检查、凝血检查。有出血倾向者，操作时应特别注意。血友病患者禁止做本项检查。

2. 穿刺针进入骨质后避免摆动过大，以防折断。

3. 胸骨穿刺时，不应用力过猛，避免穿透内侧骨板。

4. 若穿刺时感到骨质坚硬，穿不进髓腔时，应做骨骼X线检查，以排除大理石骨病（骨硬化症）。不可强行操作，以防断针。

5. 骨髓移植时，应多次多部位抽吸骨髓，直至达到所需骨髓量。抽吸骨髓前，注射器内应预充适量肝素盐水抗凝。

第四节　腰椎穿刺术

【目的】

检查脑脊液及测定颅内压等。

【适应证】

1. 腰椎穿刺术常用于检查脑脊液的性质，对诊断脑膜炎、脑炎、脑血管病变、脑瘤等疾病有重要意义。

2. 用于鞘内注射药物。

3. 测定颅内压力和了解蛛网膜下腔是否阻塞等。

【禁忌证】

1. 颅内高压症、脑疝。

2. 颅内占位病变。

3. 休克等危重患者。

4. 穿刺部位有炎症。

【术前准备】

1. 了解病情，做必要的体格检查，如意识状态、生命体征等。

2. 与患者及家属谈话，告知检查目的、检查过程、可能出现的反应及应对措施，并签署知情同意书。

3. 器械准备：腰椎穿刺包、脑脊液测压管、消毒剂、局麻药，以及无菌棉签、手套、洞巾、注射器、纱布及胶布。

4. 术者熟悉操作步骤，戴口罩、帽子。

【操作步骤】

1. 体位：患者侧卧于硬板床上，背部与床面垂直，头向前胸部屈曲，双手抱膝紧贴腹部，使躯干呈弓形；或由助手协助使患者躯干呈弓形。

2. 确定穿刺点：选用双侧髂嵴最高点连线与后正中线交点（第3、4腰椎间隙）作为穿刺点。有时也可在上一或下一腰椎间隙进行。

3. 戴无菌手套，常规消毒皮肤，盖洞巾，用2%利多卡因自皮肤到椎间韧带做局部麻醉。

4.术者左手固定穿刺点皮肤，右手持穿刺针，以垂直背部的方向或略向头侧倾斜缓慢刺入。成人进针深度为 4～6cm，儿童则为 2～4cm。当针头穿过黄韧带与硬脊膜时，分别有阻力突然消失的落空感，此时将针芯慢慢抽出，可见脑脊液流出。

5.测量脑脊液压力：抽出针芯后马上接上测压管测量压力。正常人侧卧位脑脊液压力为 70～180mmH$_2$O，或 40～50 滴/分。奎肯施泰特试验是了解蛛网膜下腔是否阻塞的一个试验，方法是在初次测压后，助手先压迫一侧颈静脉约 10 秒，再压迫另一侧，最后双侧同时按压。正常时压迫颈静脉后，脑脊液压力迅速升高 1 倍左右，解除压迫后10～20 秒，迅速降至原来水平，此为梗阻试验阴性。若施压后压力缓慢上升，去除压力后压力缓慢下降，提示有不完全阻塞。颅内压增高者禁做此试验。

6.撤去测压管，根据检测要求收集脑脊液送检。

7.插入针芯后，拔出穿刺针，伤口消毒后盖无菌纱布并用胶布固定。

【术后处理】

1.术后患者去枕平卧 4～6 小时，以免引起低颅压性头痛。测量血压并观察病情有无变化。

2.根据临床需要填写检验单，分送标本。

3.清洁器械及操作场所。

4.做好穿刺记录。

【注意事项】

1.严格掌握禁忌证：疑有颅内压增高且眼底有视盘明显水肿，或有脑疝先兆者；患者处于休克、衰竭或濒危状态；局部皮肤有炎症；颅后窝有占位性病变时，禁忌穿刺。

2.穿刺时，患者出现呼吸、脉搏、面色异常时，应立即停止操作，并做相应处理。

3.穿刺过程中，初次拔出针芯时应注意针芯不离开穿刺针口，以防脑脊液因压力过高喷射而出时，能及时插回针芯。

4.鞘内注药时，应先放出适量脑脊液，然后以等量液体稀释药物后注入。

第五节 模型上穿刺操作特点、注意事项和常见失误

医学生穿刺操作考试一般在医学模拟模型上进行。

一、模型上穿刺操作的特点

医学生根据要求，在现场模拟完成准备、穿刺操作、术后处理等步骤，虽然过程与

真实操作相差不大，但是，模型上的模拟操作仍具有以下特点。

1. 模型一般都已经摆放为手术体位，如胸腔穿刺模型为反坐椅子、双臂伏于椅背之上、暴露背部的人体形状；而骨髓穿刺、腹腔穿刺模型均为平仰卧的人体；腰椎穿刺模型为侧卧、双手抱头、双膝屈曲、背部后弓体位。考试时，学生不要忘记叙述如何摆放患者体位。

2. 医学模型尽量模拟人体真实状态，但是仍有部分特征与真实情况有差距，如皮肤只是一层橡胶，没有真实皮肤的各层结构，不能模拟注射局麻药的真实过程。骨髓穿刺模型也无法模拟真实骨髓中抽取骨髓液的阻力感。腰椎穿刺模型可以模拟穿刺过程中不同结构的不同阻力，也能模拟脑脊液的压力，但是穿刺阻力与真人有差异，脑脊液压力没有随呼吸、咳嗽发生的波动。

3. 医学模型无法模拟真实操作中患者感受的疼痛、呼吸困难等各种不适，无法与医生进行交流互动。注意学生在操作时要时刻把模型当作真人对待，不忘记医患交流。

二、模型上穿刺操作的注意事项

鉴于以上特点，医学生在进行模型上穿刺操作时应注意以下问题。

1. 医学生应穿白大褂，戴口罩、帽子，现场和考官、模型打招呼，对着模型进行自我介绍。

2. 把模型当成真人对待：操作前，应对模型进行真实情况一样的病情询问、医学告知，操作过程中应观察模型的生理反应，询问模型有何不适。操作后，也像真实情况一样向模型进行术后注意事项的告知。

3. 准备物品，应像真实操作一样准备完整的器材、物品，包括各种穿刺包、利多卡因、注射器、棉签、碘伏、胶布、医疗垃圾桶、锐器盒、污物桶。注意查看物品的消毒有效期。

4. 准备操作平台：由于不是真实的医院环境，许多医学生以为不需要操作平台，随意在模型旁边挤出一个小空间，摆放穿刺包，由于操作平台空间小、不顺手，致使操作过程不顺利，频频发生清洁面污染、碰撞、物品跌落等事件。医学生应充分利用考试场所所提供的一切条件，为自己创造良好的操作空间，如小推车、各种台面均可利用。

5. 给模型摆体位：虽然模拟已经摆成了理想的穿刺体位，一定要记得向考官叙述体位设定，必要时把模型当成真人进行体位调整。

6. 穿刺定位：要在模型上标记出穿刺点，并口述定位方法。

7. 时刻注意无菌观念：虽然是模型，但是穿刺操作的无菌要求应该和真实情况一样严格。比较容易出现的失误有以下几种。

（1）打开穿刺包时，碰触包装内面。

（2）拿手套时碰触无菌物品，建议不要徒手拿穿刺包的无菌手套，而应该用消毒镊子拿取。

（3）铺巾时碰触污染物。

（4）穿刺过程中医生的身体、衣物碰触无菌操作面。

（5）使用后的注射器、穿刺针、消毒棉签未放在合适位置，造成污染。一般情况下，使用过程中的穿刺针、注射器仍属于无菌物品，应放在无菌区，消毒用过的棉球应按照污染物放在非无菌区域，按压止血用过的棉纱不应与无菌物品混合放置。

（6）穿刺结束后穿刺点应再次消毒后再覆盖无菌纱块固定。

（7）如果医生在操作过程中发生污染，应把污染物丢弃，更换新的无菌物品。如果手套发生污染，术者应立即更换手套；如果手术野发生污染，应马上进行消毒处理。

8. 操作过程中需要助手时，可寻求考官或考场服务人员的帮助。

9. 操作过程中，有一些关键点可以一边操作一边口述操作要领，让考官明白你对操作要领的掌握。需要口述的往往是考官不能靠观察发现的方面，如穿刺禁忌证、穿刺点选择、进针深度、不良反应、抽液的量、标本送检项目等内容。

10. 操作后物品整理一定要到位。注射针头应放入锐器箱，医学废物、生活废物分类放置，抽取的腹腔积液、胸腔积液除留送检验标本外，剩余的应盛放在专用容器，并按照病理性废弃物处理。

11. 操作后回答考官提问。考官提问多涉及穿刺的适应证、禁忌证、穿刺点选择与定位、穿刺注意事项、不良反应等。

三、模型上穿刺操作常见失误

1. 没有履行医学告知。

2. 没有摆放穿刺体位。

3. 无菌观念不强，发生多次污染事件。

4. 操作不细心，丢三落四，发生物品跌落。

5. 操作过程不熟练，操作步骤遗忘、顺序混乱，如忘记消毒、铺巾，抽液时忘记打开或夹闭导管。

6. 操作后物品整理不到位，不同物品归类放置错误。

7. 操作太慢或不熟练，不能在规定时间内完成整个操作。

第五章　成人心肺复苏术 ▷▷▷

心脏骤停时，有效泵血功能丧失，若不及时治疗，将引起全身器官组织严重缺血、缺氧，甚至出现不可逆的损害而导致死亡。若能及时采取有效的措施，则有可能使患者复活。这一系列的措施称为心肺复苏术。

规范化的心肺复苏术一般分为 3 个阶段、9 个程序。

3 个阶段：①一期复苏：支持基础生命活动，即基础生命支持（BLS）。②二期复苏：进一步支持生命活动，即高级生命支持（ALS）。③三期复苏：心脏复跳后的治疗，即长程生命支持（PLS）。

9 个程序：①A，即畅通气道（airway）。②B，即人工呼吸（breathing）。③C，即人工循环（circulation）。④D，即药物治疗（drug）。⑤E，即心电监护（electrocardiogram）。⑥F，即除颤（fibrilation treament）。⑦G，即评价、检测（gauge）。⑧H，即低温（hypothermia）。⑨I，即重症监护（intensive）。

美国心脏协会（AHA）公布了《2020 年美国心脏协会心肺复苏及心血管急救指南》，对于成人基础生命支持（BLS）和高级心血管生命支持（ACLS）更新了建议。

成人基础生命支持（BLS），主要目标是建立有效氧合血液循环，关键是争分夺秒进行规范化的 ABC，复苏越早，存活率越高。

现场心肺复苏术要点如下。

【适应证】

各种原因引起的心脏骤停、呼吸骤停。

【禁忌证】

1. 患者呼吸、心跳存在，或者经心肺复苏术后呼吸、心跳已经恢复。

2. 胸廓或者胸腔有损伤，如开放性损伤、血气胸、肋骨骨折、胸廓畸形、心包填塞、心包积液等。

3. 当患者或者家属明确签署拒绝时，可不进行心肺复苏术。

【操作前准备】

1. 判断现场环境是否安全，记录时间，将患者置于安全环境中的地面或硬板上，取仰卧位。

2. 发现患者无反应、无呼吸、无循环体征，应立即启动急救系统。若为单人，则呼救（如拨打电话）后立即开始心肺复苏；如有两人，则一人立即实施心肺复苏，一人呼救。有条件时，可考虑实施除颤。

3. 若在医院内的用物准备：硬木板1块、纱布、弯盘或呼吸球囊、抢救车、记录本等。

【操作步骤】

1. 识别

时间不超过10秒。

（1）判断患者的意识（图5-1）：呼叫患者，轻拍患者的双肩部。

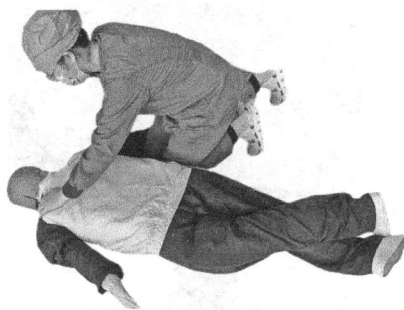

图5-1　判断患者的意识

（2）判断患者的呼吸（图5-2）：通过看、听、感觉（看胸部有无起伏；听有无呼吸音；感觉有无气体逸出）三步来完成。

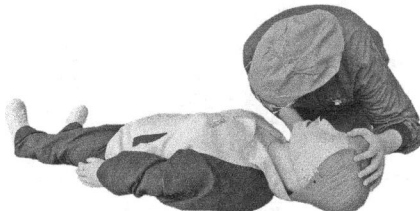

图5-2　判断患者的呼吸

（3）判断患者颈部搏动（图5-3）：医生食指和中指指尖触及患者气管正中部（相当于喉结的部位）旁开两指，至胸锁乳突肌前缘凹陷处。

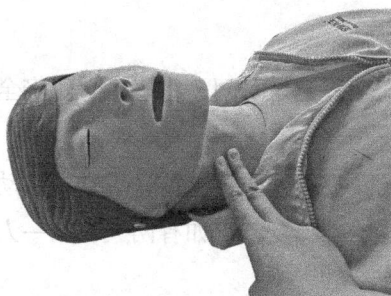

图 5-3　判断患者颈部搏动

2. 循环支持

立即给予胸外心脏按压。

（1）按压部位：胸骨下半段（图 5-4）。

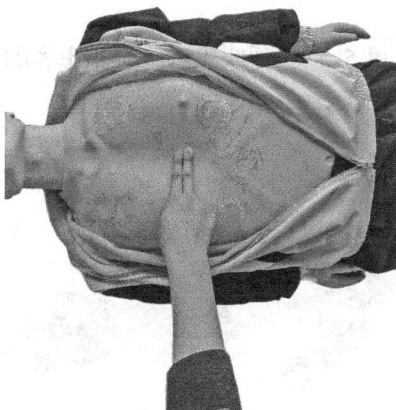

图 5-4　胸外心脏按压的部位

（2）按压手势（图 5-5）：医生一手掌根部置于按压部位，另一只手重叠于手背上，十指相扣，不能接触胸壁，双上臂与患者胸壁垂直，用上身力量用力向下按压。

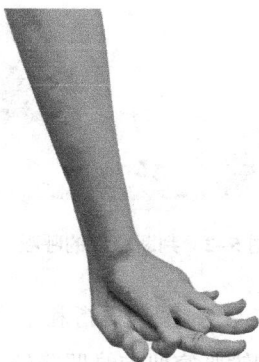

图 5-5　胸外心脏按压手势

（3）按压动作要领（图5-6）：按压时肘关节伸直，身体前倾，使肩肘腕关节连线与地面垂直，双肩在胸骨正上方，用上半身重量及肩臂肌力量向下用力均匀按压。

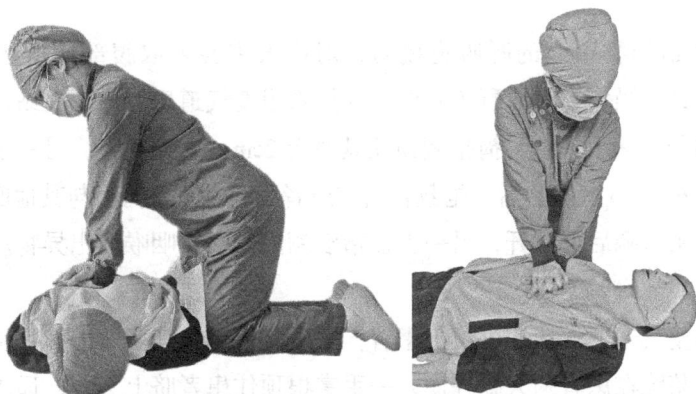

图5-6　胸外按压操作姿势

（4）按压深度：至少5cm，频率为100～120次/分，尽量减少按压中断，每次中断时间应小于5秒，按压与抬起时间比为1:1，尽量保证胸廓完全回弹，抬起时掌根不离开胸壁，并保持按压位置固定不变。

（5）有效按压的判断指征：①大动脉，如颈动脉、股动脉等可以触及搏动。②收缩压能维持在60mmHg以上。③口唇、皮肤颜色由紫绀逐渐变得红润。④已散大的瞳孔缩小，对光反射恢复。⑤恢复自主呼吸。⑥意识逐渐好转。⑦身体出现不自主动作或抗拒动作，肌张力恢复或肌张力增加。

3. 开放气道

完成30次心脏按压后立即对患者实施开放气道。先清理口腔异物（图5-7）。开放气道常用的手法有仰头抬颏法（图5-8）和仰头抬颈法。如单人则按压后开始开放气道，如双人则一个人按压30次后，另一人实施开放气道。

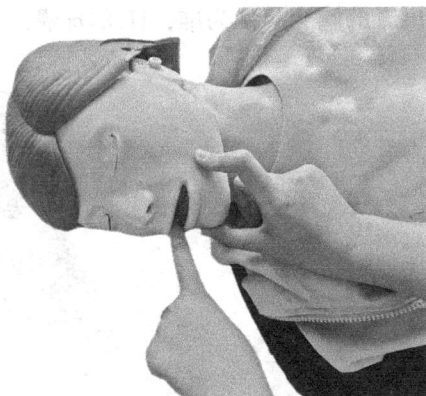

图5-7　清理口腔异物

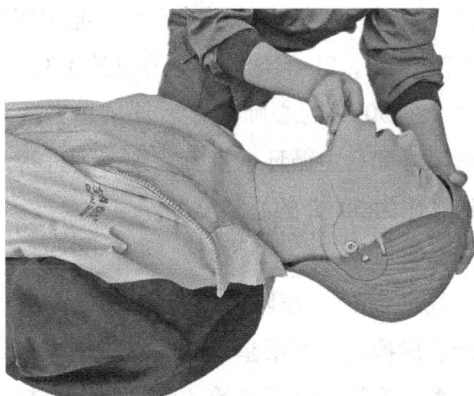

图5-8　仰头抬颏法

当清醒的患者突然不能说话、咳嗽，并有窘迫窒息的症状，或在头后仰等开放气道后，仍不能进行有效正压通气，吹气有阻力或胸廓不能抬起，应考虑气道异物或分泌物阻塞。

如为呼吸道异物引起的呼吸道梗阻，对成人主要采取腹部挤压法进行急救，即Heimlich 法。具体操作：对清醒（立位）的异物阻塞气道患者，医生站在患者背后，两臂环绕患者的腰，一手握拳，拇指侧顶住其脐上 2cm，远离剑突，另一手抱拳，连续向内、向上猛压 6～10 次。然后，抢救者站在患者面前，一手拇指与其他四指将患者的嘴撬开，抓住舌头从咽后部拉开，另一手食指沿颊内侧探入咽喉取出异物。此法不适宜于孕妇。

对异物阻塞气道的昏迷（卧位）患者，医生应首先将其摆放为仰卧位，然后跪在患者大腿左侧或骑跪在患者两大腿外侧，一手掌根顶住患者脐上 2cm，远离剑突，另一手放在第一只手的手背上，连续向上、向腹内猛压 6～10 次，再用手沿颊内侧探入咽喉取出异物。

采取上述方法的同时积极准备器械，如开口器、喉镜等直接取出异物，以及准备行环甲膜穿刺或紧急气管切开。

4. 呼吸支持

呼吸支持包括口对口人工呼吸、口对鼻人工呼吸、球囊面罩通气等。按压与通气比为 30∶2。

口对口人工呼吸：将患者鼻子捏住，抢救者深吸一口气，用口唇将患者的口唇完全包住，保证不漏气，匀速往里吹气，时间＞1 秒，看到患者胸廓抬起后松开患者的口唇及鼻子，连续吹气 2 次。

球囊面罩通气（图 5–9）：医生将面罩紧扣患者口鼻，用左手拇指、食指固定面罩并紧压，使患者的口鼻与面罩紧密贴合，其余三指放在颏下以维持患者的头呈后仰位。用右手挤压呼吸球，将气体送入肺中，然后放松呼吸球，使呼吸瓣恢复原形，患者呼出气由出气口放出。每次挤压的容量以能观察到患者的胸廓起伏为准，1L 的球囊约为容量的 1/2～2/3，2L 的球囊约为容量的 1/3。

每 5 组 30∶2 的心肺复苏后评估患者的循环情况，如自主循环未恢复，则持续进行按压通气比为 30∶2 的心肺复苏。

5. 除颤

在任何时刻，当除颤器到达现场，即刻进行心律检查，如果是可除颤心律，应当立即除颤。除颤后立即开始"胸外按压为起点的新一个循环的复苏"。自动体外除颤器

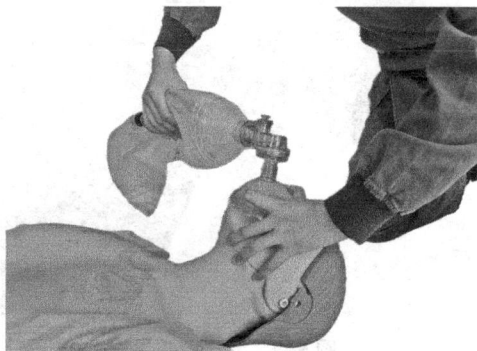

图 5–9　球囊面罩通气

（AED）可以诊断特定的心律失常，并且给予电击除颤，是可被非专业人员使用的用于抢救心脏骤停患者的医疗设备（图5-10）。在患者心脏骤停时，利用AED对其进行除颤和心肺复苏，才是最有效的制止猝死的方法。

具体操作：一个电极板置于患者右锁骨下胸骨右侧（心底部），另一个电极板放在左乳头的左下方（心尖部）。除颤时，电极板要与胸壁紧密接触，放电前必须确认所有人不接触患者及病床（图5-11）。

心脏除颤时，快速心律识别的方法可以选择监护模式，将两块电极板放置在患者跨心的两个不同部位，即可以显示患者的心电图。

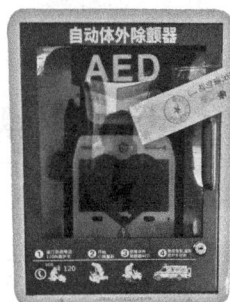

图5-10　自动体外除颤器

【术后处理】

1. 整理患者衣着，注重医生自身仪表。

2. 尽早进行高级生命支持。

3. 复苏失败参考指标：①心脏死亡（经30分钟的抢救）。②脑死亡。

【并发症与处理】

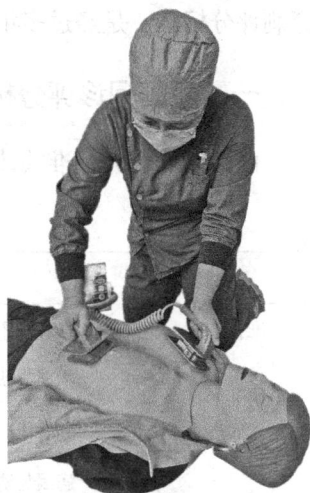

图5-11　心脏除颤操作

1. 按压的主要并发症为肋骨骨折、胸骨骨折、气胸、血胸、肺挫伤等。

处理：不能因为并发症而降低按压质量，规范而正确的按压手法可减少并发症的发生。

2. 人工呼吸的主要并发症为胃胀气、胃内容物反流和误吸。

处理：吹气缓慢，匀速进行，每次吹气量不宜过大，以看到患者胸廓抬起为宜。在气管插管或气管切开后，可插胃管胃肠减压，引出气体。若并发误吸，待病情相对稳定，行支纤镜肺泡灌洗术。

3. 电除颤的并发症为局部皮肤烧伤。

处理：尽量在电极板上涂满导电糊，除颤时保证电极板与胸壁贴合紧密，以避免皮肤烧伤。根据烧伤程度及病情发展阶段不同，进行相应的治疗。

第六章　内科技能考核评分表（试行）▷▷▷▷

内科技能考核评分表（试行），包括西医问诊评分标准、体格检查评分标准、四大穿刺评分标准，是经过多年临床及考核经验总结而成，仅作为参考，不作为考试依据。

一、西医问诊评分标准

西医问诊评分标准共计 100 分。

学生姓名	学号		总分	
内容	评分标准		分值	得分
准备	自我介绍，打招呼，说明问诊的目的		5	
主诉	主要症状 / 体征及持续时间		10	
现病史	起病情况（急缓）与患病时间		5	
	病因与诱因		5	
	主要症状的特点：部位		2	
	性质		2	
	持续时间		2	
	程度		2	
	缓解和加剧的因素		2	
	病情的发展与演变		5	
	伴随症状		5	
	诊治经过：做过的检查及结果		5	
	用过的药物及疗效			
	病程中的一般情况：精神体力		1	
	食欲与食量		1	
	睡眠		1	
	体重		1	
	大小便情况		1	
既往史	曾患疾病史；外伤手术史		5	
	预防接种史；过敏史			
个人史	社会经历；职业工作条件		5	
	习惯与嗜好			

续表

内容	评分标准	分值	得分
月经婚育史	是否结婚 配偶健康状况	5	
家族史	双亲、兄弟姐妹、子女的健康与疾病情况 有无类似疾病 有无与遗传有关的疾病	5	
收集病史	采集病史顺序合理、项目齐全 问诊语言通俗易懂、清晰明确 合理使用开放式、封闭式提问方式 合理使用澄清技巧（核实确认采集的病史）	10	
沟通交流	避免使用复杂难懂的医学术语 适当停顿，给患者思考与提问的时间 倾听并回应患者问题 适当的非语言技巧（目光交流、肢体语言）	10	
人文关怀	尊重患者 同情和安慰	5	

二、体格检查评分标准

体格检查评分标准共有 9 个表格，每个表格各计 100 分。

学生姓名	学号	总分

项目	操作内容及评分细则	分值	得分
准备	检查者自我介绍，向患者说明检查目的	10	
	被检查者仰卧于诊床上，检查者戴口罩、帽子，站在被检者右侧	10	
头颈部淋巴结检查	1.告之被检者头稍低，或偏向检查侧，放松肌肉，有利于触诊	5	
	2.检查者手指紧贴检查部位，由浅及深进行滑动触诊	10	
	3.检查顺序为耳前、耳后、乳突区、枕骨下区、颈后三角、颈前三角	5	
脾脏双手触诊检查	1.被检者仰卧，双腿稍屈曲，做略深的腹式呼吸	5	
	2.检查者左手放在被检者左腰部第 7～10 肋处，并稍用力向前方托起	5	
	3.右手掌平放在左上腹，手指略向前弯，与肋弓大致成垂直方向，配合被检者的呼吸进行触诊。直至触及脾缘或达到肋缘	10	
	4.如果仰卧位触不到，可让被检者右侧卧位进行触诊（右下肢伸直，左下肢屈曲，使腹壁放松）。检查方法同上	10	

续表

项目	操作内容及评分细则	分值	得分
Hoffmann 征检查	1. 检查者左手持被检者腕部，并使腕关节呈轻度过度伸位，各手指轻度屈曲	5	
	2. 检查者右手以食、中两指夹住被检者中指远侧指间关节，以拇指迅速向下弹刮被检者中指指甲，正常时无反应，如被检者拇指内收，其余四指呈轻微掌屈反应，为阳性	10	
	3. 检查另一侧，双侧对比	5	
回答提问	问题：脾脏肿大应如何分度 答案 轻度肿大：脾缘不超过肋下 2cm 中度肿大：脾缘超过肋下 2cm 至脐水平线以上 高度肿大：脾缘超过脐水平线或前正中线	10	

学生姓名	学号	总分	

项目	操作内容及评分细则	分值	得分
准备	检查者自我介绍，向患者说明检查目的	10	
	被检者仰卧于诊床上，检查者戴口罩、帽子，站在被检者右侧	10	
腋窝淋巴结检查	1. 检查右侧时，检查者右手握被检者右手，使其前臂稍外展。检查者左手四指并拢稍弯曲，自被检者右上臂后方插入右侧腋窝，直达腋窝顶部	5	
	2. 依次检查右侧腋窝的腋尖、内侧、前侧、后侧和外侧群 5 组腋窝淋巴结	10	
	3. 检查左侧时，检查者左手握被检者左手，右手以同样方法检查左侧腋窝淋巴结	10	
心脏浊音界叩诊并测量	1. 查找心尖搏动点	5	
	2. 先叩左界，后叩右界，由下而上，由外向内	5	
	3. 左界从心尖搏动点外 2～3cm 处开始，沿肋间由外向内，叩诊音由清变浊时翻转板指，在板指中点相应的胸壁处用标记笔作一标记。如此自下而上，逐个肋间叩诊，叩至第 2 肋间，并分别标记	5	
	4. 右界叩诊，先沿右锁骨中线自上而下叩出肝上界，然后于其上一肋间由外向内叩出浊音界，逐个肋间叩诊，直至第 2 肋间，并做标记	5	
	5. 标出前正中线和左锁骨中线，用直尺测量左锁骨中线与前正中线间的垂直距离，以及左右相对浊音界各标记点距前正中线的垂直距离，并读出结果	5	

续表

项目	操作内容及评分细则	分值	得分
踝阵挛	1. 嘱被检者仰卧	5	
	2. 检查者一手托住被检者腘窝部，使膝、髋关节稍屈曲，另一手持被检者足掌前端，迅速将足推向背屈，并保持适度推力	10	
	3. 阳性为腓肠肌发生连续性、节律性收缩而使足呈现交替性伸屈运动	5	
回答提问	问题：踝阵挛阳性的临床意义是什么	10	
	答案：见于上运动神经元病变（锥体束损害）		

学生姓名		学号		总分	
项目	操作内容及评分细则			分值	得分
准备	检查者自我介绍，向患者说明检查目的			10	
	被检者仰卧于诊床上，检查者戴口罩、帽子，站在被检者右侧			10	
瞳孔对光反射检查	1. 嘱被检者注视前方，检查者用手隔开被检者两眼			5	
	2. 直接对光反射：用手电筒光线直接照射瞳孔并观察其同侧瞳孔大小的变化			10	
	3. 间接对光反射：用手电筒照一侧瞳孔，观察对侧瞳孔大小的变化			10	
肝脏触诊（单手法）检查	1. 被检者取仰卧位，两膝关节屈曲，使腹壁放松，并做较深腹式呼吸运动			5	
	2. 检查者立于被检者右侧，将右手掌平放于被检者右侧腹壁，四指并拢，掌指关节伸直，四指方向与肋缘大致平行			5	
	3. 随被检者呼气时，检查者手指压向腹壁深部，吸气时手迎向前上迎触下移的肝缘。如此反复进行，手指逐渐向肋缘移动，直到触到肝缘或肋缘为止			10	
	4. 需在右锁骨中线上及前正中线上分别触诊肝缘，并测量其至肋缘或剑突根部的距离（以厘米表示）			5	
肱二头肌反射、肱三头肌反射检查	1. 使被检者前臂屈曲 90°			5	
	2. 检查者以左手拇指置于被检者肘部肱二头肌肌腱上，然后右手持叩诊锤叩左手拇指指甲，可使肱二头肌收缩，引出屈肘动作，前臂快速屈曲			5	
	3. 被检者肘部半屈			5	
	4. 检查者托住其肘关节，用叩诊锤直接叩击鹰嘴上方的肱三头肌肌腱，可使肱三头肌收缩，引出伸肘动作，前臂伸展			5	

续表

项目	操作内容及评分细则	分值	得分
回答提问	提问：患者体检时发现右肋缘下肝脏 4cm，分析可能的原因 答案 1.肝下移（如内脏下垂、肺气肿、右侧胸腔积液） 2.肝肿大：①弥漫性肝肿大（如肝炎、脂肪肝、肝淤血）。②局限性肝肿大（如肝脓肿、肝肿瘤）	10	

学生姓名	学号		总分	

项目	操作内容及评分细则	分值	得分
准备	检查者自我介绍，向患者说明检查目的	10	
	被检者仰卧于诊床上，检查者戴口罩、帽子，站在被检者右侧	10	
测血压（仰卧位）	1.被检者测血压前需安静休息 10 分钟。检查者将血压计汞柱开关打开，汞柱凸面水平应在零位	5	
	2.使被检者肘部与心脏同一水平（仰卧位时平腋中线），被测上肢裸露、伸开并外展 45°	5	
	3.将血压计袖带缚于上臂，气囊中部应对准肱动脉，袖带松紧以恰能放进一个手指为宜，袖带下缘应距肘窝横纹 2.5cm；听诊器膜式胸件置于肱动脉搏动处，不应塞于袖带下	5	
	4.向气袖内充气。边充气边听诊，待肱动脉搏动音消失后，将汞柱再升高 30mmHg，缓慢放气，检查者双眼水平注视缓慢下降的汞柱凸面水平，根据听诊及汞柱位置读出血压值；测量过程流畅，读数准确	10	
移动性浊音的检查	1.先从脐部开始，沿脐平面向左侧叩诊，直达左侧髂腰肌边缘，如叩诊变为浊音，叩诊板指固定（不离开皮肤）。嘱被检者向右侧卧位，重新叩诊该处，听取叩诊音有无变化	10	
	2.再沿脐水平向右侧移动叩诊，直达浊音区，叩诊板指固定位置。嘱被检者向左侧卧位，再次叩诊，听取叩诊音有无改变	10	
	3.如仰卧位左侧或右侧腹部之浊音区随体位变动而转为鼓音区，则为有移动性浊音（移动性浊音阳性）	5	
Babinski 征	检查者左手握被检者踝部固定其小腿，右手用竹签沿被检者足底外侧缘，由后向前划至小趾跟部，再转向内侧的趾根部。正常出现足趾向跖面屈曲	10	
Oppenheim 征	检查者用拇指及食指沿被检者胫骨前缘用力由上向下滑压。阳性反应为踇趾背伸，余趾呈扇形展开	10	

续表

项目	操作内容及评分细则	分值	得分
回答提问	提问：移动性浊音阳性的临床意义是什么 答案：移动性浊音阳性是腹腔内有游离液体的一个可靠征象。当腹腔内游离腹腔积液在 1000mL 以上时，即可查出移动性浊音	10	

学生姓名	学号	总分

项目	操作内容及评分细则	分值	得分
准备	检查者自我介绍，向患者说明检查目的	10	
	被检者取坐位，检查者戴口罩、帽子	10	
甲状腺触诊检查（前面和后面）	1. 甲状腺峡部触诊：检查者立于被检者前面，用拇指（或立于被检者后面用食指）从胸骨上切迹向上触摸，可触到气管前软组织，判断有无增厚，此时请被检者做吞咽动作，可感到此软组织在手指下滑动，判断有无增大和肿块	5	
	2. 甲状腺侧叶前面触诊：检查者一手拇指施压于被检者一侧甲状软骨，将气管推向对侧，另一手食、中指在对侧胸锁乳突肌后缘向前推挤甲状腺侧叶，拇指在胸锁乳突肌前缘触诊，被检者配合做吞咽动作，重复检查，可触及被推挤的甲状腺	5	
	3. 甲状腺侧叶后面触诊：被检者取坐位，检查者站在被检者后面。检查者一手食、中指施压于被检者一侧甲状软骨，将气管推向对侧，另一手拇指在对侧胸锁乳突肌后缘向前推挤甲状腺，食、中指在其前缘触诊甲状腺。被检者再配合做吞咽动作，重复检查	5	
	4. 用同样方法检查另一侧甲状腺	5	
触觉语颤检查	1. 检查者将左右手掌/尺侧缘轻放于被检者胸壁两侧的对称部位，嘱被检者用同等的强度重复发"yi"长音，自上至下触诊	10	
	2. 比较两侧对称部位两手感触到的语音震颤的异同，注意有无增强或减弱	10	
共济运动检查（轮替动作、跟膝胫试验、闭目难立征）	1. 轮替动作：嘱被检者伸直手掌，做快速旋前、旋后动作，先睁眼后闭眼，反复进行，观察动作是否协调	10	
	2. 跟膝胫试验：嘱被检者仰卧，两下肢伸直，先抬起一侧下肢，将足跟放在对侧膝盖下端，并沿胫骨前缘向下移动，先睁眼后闭眼，反复进行，观察动作是否稳准	10	
	3. 闭目难立征：嘱被检者两足并拢直立，两臂向前平伸，然后闭眼，观察其有无摇晃和倾倒	10	

续表

项目	操作内容及评分细则	分值	得分
回答提问	提问：一侧语颤减弱见于什么病	10	
	答案：见于一侧支气管阻塞，如支气管肺癌、气管结核等		

学生姓名	学号	总分	
项目	操作内容及评分细则	分值	得分
准备	检查者自我介绍，向患者说明检查目的	10	
	被检者仰卧于诊床上，检查者戴口罩、帽子，站在被检者右侧	10	
胸廓扩张度检查	1. 检查者将左右手掌及四指分别置于被检者两侧前下胸壁，左右手拇指分别沿两侧肋缘指向剑突，拇指尖在前正中线两侧的对称部位，两手掌和伸展的手指置于两侧前下胸壁	10	
	2. 嘱被检者做深呼吸运动，观察比较两手的动度是否一致，以此对比患者呼吸时两侧胸廓扩张度	10	
墨菲征（Murphy 征）	1. 检查者以左手手掌放在被检者右前胸下方，将拇指放在腹直肌外缘与肋弓交界处（胆囊点）	5	
	2. 首先以拇指指腹用中度压力勾压胆囊点处，然后嘱被检者缓慢深吸气	10	
	3. 在吸气过程，发炎肿大的胆囊下移触及正在加压的拇指时引起疼痛，患者因疼痛而突然停止吸气，为墨菲征阳性	5	
脑膜刺激征	1. 颈强直：嘱被检者取仰卧位，下肢伸直，检查者右手置于被检者前胸上部，左手托起被检者枕部做被动屈颈动作以测试其颈肌抵抗力。正常时下颏可接近前胸。颈强直表现为被动屈颈时抵抗力增强，下颏不能贴近前胸，患者感颈后疼痛	10	
	2. Kernig 征：嘱被检者去枕仰卧，先将一侧下肢的髋、膝关节屈曲90°，然后检查者左手按住其膝关节，右手将其小腿抬高伸膝，正常人膝关节可伸展达135°以上。如伸膝受限达不到135°，并伴有疼痛及屈肌痉挛，为阳性	10	
	3. Brudzinski 征：嘱被检者去枕仰卧，双下肢伸直，检查者右手置于其胸前，左手托起其枕部被动向前屈颈，如有双侧髋关节、膝关节反射性屈曲，为阳性	10	
回答提问	提问：引起脑膜刺激征的常见原因有哪些	10	
	答案：常见于脑膜炎、蛛网膜下腔出血、脑脊液压力增高等		

学生姓名	学号		总分	
项目	操作内容及评分细则		分值	得分
准备	检查者自我介绍，向患者说明检查目的		10	
	被检者仰卧于诊床上，检查者戴口罩、帽子，站在被检者右侧		10	
瞳孔调节反射与眼球聚合反射检查	1. 嘱被检者注视 1m 处的检查者手指，检查者手指自被检者前面 1m 处迅速移近至距眼球 10cm 处，观察双侧瞳孔的变化，正常反应是两侧瞳孔缩小，称为调节反射		10	
	2. 嘱被检者注视 1m 处的检查者手指，检查者手指自被检者前面 1m 处匀速缓缓移近至距眼球 10cm 处，正常反应是两侧眼球同时向内聚合，称为聚合反射		10	
腹壁反射	1. 被检者仰卧，两下肢稍屈曲，使腹壁松弛		5	
	2. 检查者用钝头竹签分别沿肋缘下、脐水平及腹股沟上的平行方向，由外向内轻划两侧上（季肋部）、中（脐平面）、下（髂部）腹壁皮肤		10	
	3. 正常反应是受刺激部位腹肌收缩		5	
胸部间接叩诊（包括前、侧、后胸）	1. 以左手中指的第 1、2 节作为叩诊板指，平紧贴于叩击部位表面，右手中指以右腕关节和指掌关节活动叩击左手中指第 2 指骨的前端		5	
	2. 首先叩诊前胸，由锁骨上窝开始，自第 1 肋间隙从上至下逐一肋间隙两侧对比进行叩诊		10	
	3. 叩诊侧胸壁：嘱被检者将上臂置于头顶，自腋窝开始，从上至下逐一肋间隙两侧对比进行叩诊		10	
	4. 叩诊背部：嘱被检者坐位，头稍低垂，双手交叉抱肘，自上至下进行叩诊，比较叩诊音的变化		5	
回答提问	提问：引起上部腹壁反射消失的原因是什么		10	
	答案：胸髓 7～8 节病损			

学生姓名	学号		总分	
项目	操作内容及评分细则		分值	得分
准备	检查者自我介绍，向患者说明检查目的		10	
	被检者仰卧于诊床上，检查者戴口罩、帽子，站在被检者右侧		10	

续表

项目	操作内容及评分细则	分值	得分
气管检查	1. 让被检查者的颈部处于自然正中位置	10	
	2. 检查者将食指与无名指分别置于被检者两侧胸锁关节上，然后将中指置于气管之上，观察中指是否在食指与无名指中间来判断气管有无偏移	10	
肺下界移动度检查（右肩胛线）	1. 首先叩出平静呼吸时右肩胛线上肺下界的位置	5	
	2. 然后嘱被检者做深吸气并且屏住呼吸，同时向下叩诊，由清音转为浊音处做一标记，此处为肺下界的最低点	10	
	3. 待被检者恢复平静呼吸后，嘱其做深呼气并且屏住呼吸，再由上而下叩诊，由清音转为浊音处做一标记，此处为肺下界的最高点	10	
	4. 深吸气和深呼气两个肺下界之间的距离即肺下界移动度。正常人肺下界移动度为 6～8cm	5	
心脏听诊的顺序及内容	1. 正确将听诊器放在心脏瓣膜各听诊区（二尖瓣区位于心尖搏动最强点，又称心尖部；肺动脉瓣区位于胸骨左缘第 2 肋间；主动脉瓣区位于胸骨右缘第 2 肋间；主动脉瓣第二听诊区位于胸骨左缘第 3 肋间；三尖瓣区位于胸骨下端左缘，即胸骨左缘第 4、5 肋间）。按二尖瓣区→肺动脉瓣区→主动脉瓣区→主动脉第二听诊区→三尖瓣区的顺序听诊，各瓣膜听诊区听 15 秒～1 分钟，先用膜式胸件再用钟式胸件听诊	10	
	2. 说出听诊主要内容：心率、心律、心音、额外心音、心脏杂音、心包摩擦音等	10	
回答提问	提问：引起气管移位的常见原因有哪些（至少答对 4 种）	10	
	答案：大量胸腔积液、气胸、纵隔肿瘤、单侧甲状腺肿大等，以及肺不张、肺纤维化、胸膜粘连等		

学生姓名		学号		总分	
项目	操作内容及评分细则			分值	得分
准备	检查者自我介绍，向患者说明检查目的			10	
	被检者仰卧于诊床上，检查者戴口罩、帽子，站在被检者右侧			10	
肺部听诊方法与内容	1. 被检者取坐位或仰卧位，嘱其做均匀而稍深的呼吸			5	
	2. 听诊顺序一般由肺尖开始，自上而下，由前胸、侧胸到后胸，左右对称部位对比。每个部位至少要听一个周期			10	
	3. 听诊内容包括呼吸音、啰音、胸膜摩擦音、听觉语音共振等			5	

续表

项目	操作内容及评分细则	分值	得分
移动性浊音	1. 先从脐部开始，沿脐平面向左侧叩诊，直达左侧髂腰肌边缘，如叩诊变为浊音，叩诊板指固定（不离开皮肤），嘱被检者向右侧卧位，重新叩诊该处，听取叩诊音有无变化	10	
	2. 再沿脐水平向右侧移动叩诊，直达浊音区，叩诊板指固定位置，嘱被检者向左侧卧位，再次叩诊，听取叩诊音有无改变	10	
	3. 如仰卧位左侧或右侧腹部之浊音区随体位变动而转为鼓音区，则为有移动性浊音（移动性浊音阳性）	10	
下肢腱反射检查	1. 跟腱反射：又称踝反射，被检者仰卧位，髋关节、膝关节均微屈曲，下肢呈外旋外展位	5	
	检查者左手托住其足掌，轻向外上方用力，使足背屈呈直角，右手持叩诊锤叩击跟腱；正常反应为腓肠肌收缩，足向跖面屈曲	5	
	2. 膝腱反射：被检者取仰卧位，检查者用左手或前臂托住被检者腘部使膝关节呈钝角屈曲，足跟不要离开床面，以免影响反射性运动而不易得出正确的结果	5	
	检查者用右手持叩诊锤叩击股四头肌肌腱，引出小腿伸直	5	
回答提问	提问：腱反射亢进常见于哪种病变	10	
	答案：见于上运动神经元病变（锥体束损害）		

三、胸腔穿刺术评分标准

腹腔穿刺术评分标准共计 100 分。

学生姓名		学号	总分	
项目		操作内容及评分细则	分值	得分
术前准备	检查者准备	穿白大衣，戴工作帽，戴口罩	2	
		确认被检者有无禁忌证	2	
		自我介绍，向被检者解释穿刺目的，签署知情同意书，做好个人隐私保护	2	
	器械准备	检查用品是否齐备：胸腔穿刺包、安尔碘、2% 利多卡因注射液、注射器、无菌棉签、医用胶布、无菌敷料	2	
	被检者准备	（模型）取坐位，面向椅背，两前臂置于椅背上，前额伏于手臂上，充分暴露背部	2	

续表

	项目	操作内容及评分细则	分值	得分
操作方法	穿刺点	选择肩胛下角线或腋后线 7～8 肋间作为穿刺点；或腋中线第 6、7 肋间隙作为穿刺点	5	
	消毒	用安尔碘消毒术区皮肤，从内向外（同心圆）直径 15cm，消毒 2～3 次，第 2、3 次范围不能超过上一次范围	5	
	铺洞巾	无菌原则打开胸腔穿刺包，戴无菌手套，覆盖并固定无菌洞巾	5	
	检查器械	注意穿刺针是否通畅，胶管是否漏气及破损	5	
		用血管钳夹闭穿刺针后面的胶管	5	
	麻醉	核对局麻药（2%利多卡因）并抽取	5	
		斜刺进针（进针注意应选在下一肋骨的上缘），打皮丘，直刺逐层局部浸润麻醉，先回抽，无回血后再注药	5	
	穿刺抽液	左手固定穿刺部位皮肤	5	
		右手持穿刺针沿麻醉部位经下位肋骨上缘垂直缓慢刺入	5	
		当有突破感时停止	5	
		接上注射器后，再松开止血钳	5	
		注射器抽满后用血管钳夹闭胶管，取下注射器	5	
		将抽出液注入专门准备的容器及试管，并计量	5	
	穿刺结束	抽完液后拔出穿刺针，消毒穿刺点	5	
		覆盖无菌纱布。稍用力压迫片刻，用胶布固定覆盖术口	5	
术后处理		术后嘱被检者静卧 2～4 小时，复查血压、脉搏等。标记标本送检验。穿刺包物品分类整理，准备写穿刺记录	5	
回答问题		提问：首次胸腔穿刺减压抽液，抽液量不超过多少毫升	10	
		答案：600mL		

四、腹腔穿刺术评分标准

腹腔穿刺术评分标准共计 100 分。

学生姓名		学号		总分	
项目		操作内容及评分细则		分值	得分
术前准备	检查者准备	穿白大衣，戴工作帽，戴口罩		2	
		确认被检者有无禁忌证		2	
		自我介绍，向被检者解释穿刺目的，签署知情同意书，做好个人隐私保护		2	
	准备用物	检查用品是否齐备：腹腔穿刺包、安尔碘、2% 利多卡因注射液、注射器、无菌棉签、医用胶布、无菌敷料		2	
	被检者准备	（模型）取仰卧位，术前排空膀胱		2	
操作方法	选穿刺点	选择左下腹部脐与髂前上棘连线中外 1/3 交点为穿刺点		5	
	消毒	用安尔碘消毒术区皮肤，从内向外（同心圆）直径 15cm，消毒 2～3 次，第 2、3 次范围不能超过上一次范围		5	
	铺洞巾	无菌原则打开腹腔穿刺包，戴无菌手套，覆盖并固定无菌洞巾		5	
	检查器械	注意穿刺针是否通畅，胶管是否漏气及破损		5	
		用血管钳夹闭穿刺针后面的胶管		5	
	麻醉	核对局麻药（2% 利多卡因）并抽取		5	
		斜刺进针，打皮丘，垂直于腹壁直刺，逐层局部浸润麻醉，先回抽，无回血后再注药，直至腹膜壁层		5	
	穿刺抽液	左手固定穿刺部位皮肤		5	
		右手持穿刺针沿麻醉部位垂直于腹壁缓慢刺入		5	
		当针尖有落空感时停止		5	
		接上注射器后，再松开止血钳		5	
		注射器抽满后用血管钳夹闭胶管，取下注射器		5	
		将抽出液注入专门准备的容器及试管中，并计量		5	
	穿刺结束	抽完液后拔出穿刺针，消毒穿刺点		5	
		覆盖无菌纱布。稍用力压迫片刻，用胶布固定覆盖术口		5	
术后处理		嘱被检者静卧。保持穿刺针孔位于体表上方，复查腹围、血压、脉搏。标记标本送检验。穿刺包物品分类整理，准备写穿刺记录		5	
回答问题		提问：大量腹腔积液的肝硬化患者一般一次抽液不超过多少毫升		10	
		答案：3000mL			

五、骨髓穿刺术评分标准

骨髓穿刺术评分标准共计 100 分。

学生姓名		学号	总分	
项目		操作内容及评分细则	分值	得分
术前准备	检查者准备	穿白大衣，戴工作帽，戴口罩	2	
		确认被检者有无禁忌证	2	
		自我介绍，向被检者解释穿刺目的，签署知情同意书，做好个人隐私保护	2	
	准备用物	检查用品是否齐备：骨髓穿刺包，安尔碘，2% 利多卡因注射液，5mL、20mL 注射器，推片，载玻片，棉签，胶布，无菌敷料，无菌手套等	2	
	被检者准备	（模型）取仰卧位	2	
操作方法	选穿刺点	髂前上棘后上方 1～2cm 骨面最平坦处作为穿刺点	5	
	消毒	用安尔碘消毒术区皮肤，从内向外（同心圆）直径 15cm，消毒 2～3 次，第 2、3 范围不能超过上一次范围	5	
	铺洞巾	无菌原则打开骨髓穿刺包，戴无菌手套，覆盖并固定无菌洞巾	5	
	检查器械	检查穿刺针与注射器是否干燥，是否接合紧密	5	
		将骨髓穿刺针固定器固定在 1.5cm 左右	5	
	麻醉	核对局麻药（2% 利多卡因）并抽取	5	
		斜刺进针，打皮丘，垂直骨面方向逐层局部浸润麻醉，先回抽，无回血后再注药，直达骨膜	5	
	穿刺抽液	左手固定穿刺部位皮肤	5	
		右手持穿刺针沿麻醉部位经与骨面垂直刺入，旋转进针	5	
		当阻力感消失时停止	5	
		拔出针芯，接上干燥注射器（预先抽少许空气），缓缓用力抽吸	5	
		注射器内见到少许红色骨髓液，抽取 0.1～0.2mL 即可	5	
		将抽出骨髓液滴于载玻片上，立即涂片数张制作标本	5	
	穿刺结束	抽毕，插入针芯后拔针，消毒穿刺点	5	
		覆盖无菌纱布。稍用力压迫片刻，用胶布固定覆盖术口	5	
术后处理		术后嘱被检者静卧 2～4 小时，如有不适立即通知工作人员。标记标本送检验。穿刺包物品分类整理，准备写穿刺记录	5	
回答问题		提问：骨髓穿刺的禁忌证是什么	10	
		答案：出血倾向、穿刺部位感染		

六、腰椎穿刺术评分标准

腰椎穿刺术评分标准共计 100 分。

学生姓名		学号	总分	
项目		**操作内容及评分细则**	**分值**	**得分**
术前准备	检查者准备	穿白大衣，戴工作帽，戴口罩	2	
		确认被检者有无禁忌证	2	
		自我介绍，向被检者解释穿刺目的，签署知情同意书，做好个人隐私保护	2	
	准备用物	检查用品是否齐备：腰椎穿刺包、安尔碘、2% 利多卡因注射液、注射器、棉签、胶布、无菌敷料	2	
	被检者准备	（模型）侧卧于硬板床上，背部与床面垂直。头颈向前胸屈曲，两手抱膝，紧贴腹部，躯干呈弓形，使腰椎尽量后凸，拉开椎间隙以利穿刺进针	2	
操作方法	选穿刺点	选择以左右两侧髂嵴最高点连线与后正中线的交点处为穿刺点（相当于第 3～4 腰椎棘突间隙），也可在上一或下一腰椎间隙进行	5	
	消毒	用安尔碘消毒术区皮肤，从内向外（同心圆）直径 15cm，消毒 2～3 次，第 2、3 次范围不能超过上一次范围	5	
	铺洞巾	无菌原则打开腰椎穿刺包，戴无菌手套，覆盖并固定无菌洞巾	5	
	检查器械	注意穿刺针是否通畅	5	
		检查测压管接合是否紧密	5	
	麻醉	核对局麻药（2% 利多卡因）并抽取	5	
		斜刺进针，打皮丘，垂直脊背平面略向头侧倾斜刺入，逐层局部麻醉，先回抽，无回血后再注药	5	
	穿刺抽液	左手固定穿刺部位皮肤	5	
		右手持穿刺针，针尖斜面向上、沿麻醉部位垂直于脊背平面略向头侧倾斜刺入，穿过韧带和硬脊膜时有一定的阻力感	5	
		当阻力感突然消失时停止	5	
		拔出针芯，见脑脊液流出	5	
		接上测压管，测量脑脊液压力	5	
		取下测压管，用试管收集脑脊液标本 2～5mL，针芯插入穿刺针内	5	
	穿刺结束	拔出穿刺针，消毒穿刺点	5	
		覆盖无菌纱布。稍用力压迫片刻，用胶布固定覆盖术口	5	
术后处理		嘱被检者去枕平卧 4～6 小时，如有不适立即通知工作人员。标记标本送检验。穿刺包物品分类整理，准备写穿刺记录	5	
回答问题		提问：正常成人侧卧位脑脊液压力为多少	10	
		答案：80～180mmH$_2$O		

主要参考书目 ▷▷▷▷

1.国家中医药管理局中医师资格认证中心中医类别医师资格考试专家委员会.2017国家医师资格考试实践技能考试指导·中医执业医师［M］.北京：中国中医药出版社，2016.

2.国家中医药管理局中医师资格认证中心中医类别医师资格考试专家委员会.中医执业医师资格考试实践技能指导用书［M］.北京：中国中医药出版社，2020.

3.王肖龙.诊断学基础［M］.北京：人民卫生出版社，2021.

4.邝贺龄.内科急症治疗学［M］.上海：上海科学技术出版社，1998.

5.于学忠.协和急诊医学［M］.北京：科学出版社，2011.

6.刘原，曾学军.临床技能培训与实践［M］.北京：人民卫生出版社，2015.